婴幼儿手术配合护理指南

主 编 郝雪梅 徐 欣 王筱君
副主编 熊 岩 李 玮

中国医药科技出版社

内容提要

手术室护士必须具备儿科的专业知识和特殊的护理技巧才能根据婴幼儿的特点实施适合的手术配合护理。本书从临床实际出发，对婴幼儿的生理解剖特点、麻醉配合及手术配合护理和围术期安全护理等相关内容作了全面、系统的总结与说明。适合临床儿科护士、手术室护士阅读参考。

图书在版编目（CIP）数据

婴幼儿手术配合护理指南/郝雪梅，徐欣，王筱君主编 . —北京：中国医药科技出版社，2018. 3

ISBN 978 – 7 – 5067 – 9967 – 6

Ⅰ.①婴…　Ⅱ.①郝…　②徐…　③王…　Ⅲ.①小儿疾病 – 外科手术 – 手术室 – 护理 – 指南　Ⅳ.①R726. 12 – 62

中国版本图书馆 CIP 数据核字（2018）第 022416 号

美术编辑　陈君杞
版式设计　张　璐

出版　中国医药科技出版社
地址　北京市海淀区文慧园北路甲 22 号
邮编　100082
电话　发行：010 – 62227427　邮购：010 – 62236938
网址　www. cmstp. com
规格　710×1000mm $^1/_{16}$
印张　12 $^1/_2$
字数　234 千字
版次　2018 年 3 月第 1 版
印次　2018 年 3 月第 1 次印刷
印刷　三河市万龙印装有限公司
经销　全国各地新华书店
书号　ISBN 978 – 7 – 5067 – 9967 – 6
定价　42. 00 元

编 委 会

　　婴幼儿是具有特殊需要和独特性质的个体，婴幼儿时期在生长发育和心理发展等方面都处于不断的动态变化之中。婴幼儿手术从成人外科手术中分离出来，主要缘于婴幼儿处于生长发育的活跃阶段，有着和成人不同的生理和解剖特点，同时婴幼儿期有一些特有的疾病，这些疾病在成人期从来不发生或者是很少发生。有些疾病尽管在成人和婴幼儿期都会发生，但是由于生理特点的不同，手术治疗的方法也不相同。如腹股沟斜疝，由于成人和婴幼儿不同的生理特点及发病特点，在婴幼儿患者常常采用腹腔镜下疝囊高位结扎术，而成人则采用疝修补术。此外，很多先天性的发育畸形，需要在婴幼儿期得到治疗，如先天性巨结肠、先天性肾积水、先天性心脏病等。随着现代影像诊断技术的进步，围生期医学的发展，分子生物学及基因学的应用，外科手术基本技术的进步（出血、止血与输血的革命，缝合器的进步，敷料高科技化等）和手术技术的高科技化（机器人手术的开展），胎儿外科、器官移植、微创外科和介入外科等应运而生。伴随着婴幼儿的麻醉术中监测技术提高，麻醉药物的更新以及对新生儿疼痛感知机制认识的提高，婴幼儿手术高速发展得到了保障。

　　手术室护士必须具备儿科的专业知识和特殊的护理技巧，才能根据婴幼儿的特点实施适合的护理措施。同时，手术室护理模式也在不断改进，手术室的护理工作也由单纯的手术配合扩展到围术期患儿的全面支持。婴幼儿围术期的安全也一直是我们不断研究和探讨的重要课题。

　　本书共分七个章节，对婴幼儿的生理解剖特点、麻醉配合及手术配合的相关知识作了全面、系统的总结与说明，我们从临床实际出发，将手术室多年积累的婴幼儿手术配合经验和围术期安全进行整理加以总结，精心编撰了本书。

　　由于编写水平有限，书中难免存在不足之处，望读者不吝赐教。

编　者
2017 年 10 月

目录

第一章 概 述

第一节 小儿的年龄分期

小儿的各年龄期对于外界反应各不相同，不同年龄的病种、病理生理各有差异。将整个小儿时期分为若干阶段，可以更好地帮助我们了解婴幼儿的生理特点，预防和治疗疾病。

1. 胎儿期 从受精卵形成至胎儿娩出，约 40 周（280 天）。受孕最初 8 周称胚胎期，8 周后到出生前为胎儿期。此时期的特点：胎儿生长发育迅速，营养完全依靠母体生存，孕母的感染、用药、放射线接触、营养、情绪等均可影响胎儿的生长发育，尤其在胚胎期，是胎儿各系统、器官的分化成形期，如遭受病毒感染等不良因素影响，可导致死胎、流产或先天畸形；孕母的营养不良还会引起胎儿脑发育障碍，造成智力低下。此期应做好孕期保健和胎儿保健。

2. 新生儿期 从脐带结扎开始到出生后 28 天。胎龄满 28 周（体重 ≥ 1000g）至出生后 7 天又称围生期。此时期的特点：新生儿在脱离母体后，生存的内外环境发生了巨大的变化，而生理调节和适应能力还不成熟，对外界的适应能力差，易受到外界环境的影响而发病。在新生儿期，易发生窒息、出血、感染、硬肿等疾病，是发病率和死亡率最高的时期。此期应特别加强护理，注意保暖、合理喂养、清洁卫生，加强隔离和消毒工作，防止发生各种感染。

3. 婴儿期 从胎儿娩出到 1 周岁。此时期的特点：是生长发育速度最快的时期，为第一个生长高峰，每日所需的总热量和蛋白质相对较高，但消化功能尚不完善，易发生消化功能紊乱和营养缺乏症，发生佝偻病、贫血、营养不良、腹泻等疾病。婴儿期体内来自母体的免疫抗体逐渐消失，而自身免疫系统尚未完全成熟，对疾病的抵抗力较低，易患传染病和感染性疾病，应提倡母乳喂养，按时添加辅食，计划免疫接种，防止发生各种急性传染病。

4. 幼儿期 从 1 周岁至 3 周岁。此时期的特点：体格生长速度缓慢，智力发育加速，运动、语言、社会适应能力逐步增强，活动范围逐渐增大，接触外界环境的机会增多，由于缺乏对危险事物的识别能力和自我保护能力，容易发生意外伤害和中毒。由于自身免疫力仍很低，传染病的发病率依然很高，需要预防传染病的发生。乳牙依次出齐，断乳后饮食逐渐过渡到以谷类为主，需注意断乳后的营养，辅食的添加，培养良好的饮食习惯，防止消化功能紊乱。

5. 学龄前期 从满 3 周岁至 6~7 岁。此时期的特点：生长体格发育进一步减慢，呈稳步增长，智力发育增快，更趋完善，理解能力逐渐增强，有较大的可塑性，好奇、喜好模仿，可以用语言表达自己的思维和情感。应开始注重眼和口腔卫生，依然需要防范传染病、意外事故和中毒的发生。

6. 学龄期 从 6~7 岁至 12~14 岁。此时期的特点：小儿的体格生长速度处于稳步阶段（女孩在 10 岁，男孩在 12 岁以前），肌肉发育速度增快，肌肉增强。乳牙开始逐渐被恒牙代替。除生殖系统外，身体各器官都逐步发育成熟。智力发育更为成熟，理解、分析、综合能力增强，是接受正规的科学文化教育的重要时期，应注意预防近视和龋齿的发生，端正坐、立、行的姿势。免疫性疾病（如急性肾炎、风湿热等）是学龄儿童的好发疾病，应对其前驱疾病进行预防和彻底治疗。

7. 青春期 女孩从 11~12 岁至 17~18 岁，男孩从 13~14 岁至 18~20 岁。此时期的特点：生殖系统迅速发育，同时体格生长速度加快，第二性征逐渐明显，但由于神经和内分泌调节的不稳定，易引起心理、行为、精神方面的异常。此期要及时进行生理、心理卫生和性知识的教育，培养良好的道德品质，建立正确的世界观。此外，还需要提供给足够的营养以满足加速生长发育所需，加强体格锻炼，以保证青少年的身心健康。

第二节　婴幼儿的生理解剖特点

一、神经系统

（一）脑的发育

在胎儿时期，神经系统发育最早，尤其是脑的发育最为迅速。新生儿脑重已达成人脑重的 25% 左右。出生时神经细胞数目已与成人接近，但其树突和轴突少而短。在出生以后，皮层细胞的数目不再增加，脑重的增加主要是神经细胞体积增大和树突的增多、加长，以及神经髓鞘的形成和发育。神经髓鞘在出生时形成和发育还不完善，神经纤维大约在 4 岁时才完成髓鞘化。所以在婴幼儿时期，由于神经髓鞘形成不完善，当外界刺激作用于神经纤维传入大脑时，因没有髓鞘的隔离，兴奋可传入邻近的神经纤维，不易在大脑皮层形成明确的兴奋灶；同时，各种刺激引起的神经冲动在无髓鞘的神经传导速度也比较慢。这就是婴幼儿对外界刺激的反应较慢且易于泛化的主要原因。因不易形成兴奋灶，所以容易疲劳而进入睡眠状态。

（二）脊髓的发育

脊髓在出生时已经具备功能。脊髓的增长和运动功能的发育是平行的，随着年龄的增长而加长增重。在胎儿期，脊髓下端位于第 2 腰椎下缘，4 岁时上移至第 1 腰椎。

（三）神经反射

新生儿在出生时即具有一些原始反射，如觅食、吸吮、吞咽、握持、拥抱等反射，以及对寒冷、疼痛、强光的反应。出生后 2 周左右形成第一个条件反射，即抱起喂奶时出现的吸吮动作。出生后 2 个月开始逐渐形成视觉、触觉、味觉、听觉、嗅觉等条件反射，3～4 个月开始出现兴奋性和抑制性条件反射；2～3 岁时皮质抑制功能发育完善，7～14 岁时皮质抑制调节功能才能达到一定强度。随着年龄的增长，一些原始的反射如吸吮、拥抱、握持等反射应于 3～4 个月时自然消失。如果这些反射在新生儿期减弱或消失，或数月后仍不消失，则提示有神经系统疾病。新生儿和婴儿肌腱反射较弱，提睾反射、腹壁反射也不易引出，到 1 岁时才稳定。出生后 3～4 个月前的婴儿肌张力较高，Kernig 征可呈阳性，2 岁以下婴幼儿 Babinski 征阳性也是生理现象。

二、呼吸系统

（一）上呼吸道

婴幼儿鼻腔短小，无鼻毛，黏膜柔嫩，血管和淋巴管丰富，轻微的炎症充血就可使鼻腔更狭窄，易感染，出现呼吸困难。新生儿出生时额窦未出现，上颌窦很小，蝶窦尽管已经存在，但到 3～5 岁后才有临床意义。筛窦发育不完全。婴幼儿鼻泪管短，开口接近内眦部，其瓣膜发育不全，因而鼻腔感染常易侵入结膜囊引起炎症。婴幼儿的咽鼓管较宽，并且直而短，呈水平位，而鼻咽腔开口处较低，故咽部炎症容易侵入中耳，引起中耳炎。婴幼儿喉腔窄，声门狭小，软骨柔软，黏膜下组织疏松，有丰富的淋巴组织和血管。轻度炎症也容易发生喉头狭窄而出现呼吸困难、声音嘶哑，严重可发生窒息。

（二）下呼吸道

婴幼儿的右侧支气管较垂直，因此异物比较容易进入右侧支气管。气管及支气管腔较成人狭窄，软骨柔软，缺乏弹力组织，黏膜柔软，有丰富的血管。黏液腺分泌不足而较干燥，黏膜纤毛运动差，不能很好地清除微生物及黏液，易发生感染。在新生儿期，气管、支气管和毛细支气管壁层均相对较薄，肌肉及结缔组织较少，以后发育主要为肌肉组织的增加使管壁增厚。婴幼儿肺脏富有结缔组织，弹性组织发育差，血管丰富而含血较多，含气较少，故感染时易被黏液堵塞引起间质炎症，并易发生肺不张、肺气肿及肺后下部坠积性淤血等。

（三）胸廓

婴幼儿胸廓较短，前后径相对较长，呈桶状，肋骨呈水平位。胸腔较小，肺脏相对较大，几乎填满整个胸腔，加之呼吸肌发育较差，肌张力差，呼吸时胸廓运动不充分，肺的扩张受限制，气体交换不能充分进行。婴幼儿的需氧量按体表面积计算，相比成人较大，换气面积小，呼吸困难时，要依靠增加呼吸频率来代偿，以改善肺内气体交换不足。尤其在缺氧时，呼吸频率明显加快，容易引起呼吸肌疲劳导致呼吸衰竭。

三、循环系统

（一）心脏

婴幼儿的心脏和血管系统出生后随着年龄的增加而逐步发育成熟。其中心室的变化最明显，出生时，左右心室壁厚度相仿，出生后由于立刻开始呼吸，肺阻力急剧下降，同时随着年龄的增长，右心室所承受的肺循环负荷相对越来越轻，所以心室壁的厚度增长很慢，与此同时，左心室承受的体循环负荷加重，相应的左心室壁增厚，其发育相对更快了。婴幼儿的心脏体积相对比成人大，随着年龄的增长，心脏的重量与体重的比值下降，在胸腔的位置随年龄而改变。新生儿和2岁以内的婴幼儿心脏多呈横位，心尖搏动位于左侧第4肋间、锁骨中线外侧，心尖部主要为右心室。3～7岁心尖搏动已位于左侧第5肋间、锁骨中线处，心脏由横位转为斜位，左心室形成心尖部。7岁以后心尖位置逐渐移到锁骨中线以内0.5～1cm。

（二）血管

婴幼儿动、静脉相对比成人粗，动、静脉内径之比在新生儿为1:1，成人为1:2，10岁以前肺动脉较粗，直径较主动脉宽，直到青春期主动脉直径超过肺动脉。婴幼儿期肺、肾、肠及皮肤的毛细血管不仅相对的，而且绝对地比成人粗大，因此这些器官供血良好，对生长发育、新陈代谢有良好作用。

（三）心率

婴幼儿心脏神经以交感神经占优势，迷走神经兴奋性低，且心排血量有限，为满足生长发育及旺盛的新陈代谢，只有增加心率来提高排血量，故婴幼儿心率快，随着年龄的增长心率逐渐减慢。新生儿每分钟120～140次，1岁以内每分钟110～130次，2～3岁每分钟100～120次，4～7岁每分钟80～100次，8～14岁每分钟70～90次。婴幼儿的脉搏次数极不稳定，易受多种因素影响，如进食、活动、哭闹、发热等，因此在婴幼儿安静状态测量脉搏。凡脉搏显著增快，安静状态下或睡眠时不减慢者，应考虑有器质性心脏病的可能。

（四）血压

动脉血压：动脉血压的高低取决于心排血量及外周血管的阻力，婴幼儿心排血量较少，外周血管口径相对较粗，动脉壁柔软，动脉血压较低，以后随着年龄的增长而升高。1 岁以内的婴儿收缩压 80mmHg（10.67kPa），2 岁以后收缩压推算公式：收缩压 =（年龄 ×2）+ 80mmHg，舒张压 = 收缩压 ×2/3。1 岁以上的幼儿，下肢血压比上肢血压高 20 ~ 40mmHg（2.67 ~ 5.33kPa），婴儿期上肢血压比下肢血压略高。

静脉血压：静脉压的高低与心排血能力、血管的功能及循环血容量有关。上、下腔静脉血液返回右心室是否通畅也影响静脉压。

四、消化系统

新生儿在出生时已有舌乳头，舌短而宽，口腔黏膜柔软，唇肌、咀嚼肌、两颊脂肪垫发育良好。足月新生儿出生后即具有较好的吸吮功能、吞咽功能；早产儿则较差。新生儿唾液腺发育不成熟，3 ~ 4 个月时唾液分泌逐渐增多，而吞咽功能尚不完善，常会出现生理性流涎。新生儿食管似漏斗状，食管下端贲门括约肌发育不成熟，控制能力较差，常发生胃食管反流。新生儿食管长约 10cm，1 岁时 11 ~ 12cm，5 岁时 16cm。新生儿食管具有与成人相同的 3 个狭窄部位，其中通过膈部的狭窄相对较窄。婴儿期胃呈水平位，贲门括约肌发育较差，幽门括约肌发育良好，婴儿期常会发生胃肠逆向蠕动。若哺乳时吸入空气，易发生溢乳和呕吐。新生儿胃容量 30 ~ 60ml，1 ~ 3 个月 90 ~ 150ml，1 岁时达到 250 ~ 300ml。胃排空时间因食物种类不同而不同，水为 1.5 ~ 2 小时，母乳为 2 ~ 3 小时，牛乳为 3 ~ 4 小时。早产儿胃排空慢，易发生胃潴留。

五、泌尿系统

婴幼儿肾脏与体重相比，较成人重，新生儿两肾重量约为体重的 1/125，而成人两肾重量约 1/220。肾脏的位置较成人上界高，下界较成人低，下端可低至髂棘以下第四腰椎水平，2 岁以后达到髂棘以上。由于右肾上方有肝脏，故右肾位置较低于左肾。由于婴儿肾脏相对较大，位置又低，加之腹壁肌肉薄而松弛，故 2 岁以内健康幼儿的腹部触诊时容易扪及肾脏。由于胚胎发育残留痕迹，婴儿肾脏表面呈分叶状，2 ~ 4 岁时分叶完全消失。婴幼儿输尿管长而弯曲，管壁肌肉和弹力纤维发育不良，容易受压及扭曲而导致梗阻，易发生尿潴留诱发感染。婴幼儿膀胱位置比成人高，靠近腹前壁，随着年龄的增长逐渐进入盆腔内，当尿液充盈时，其大部分位于下腹部，随年龄增长逐渐下降至盆腔。

六、骨骼系统

婴幼儿的骨骼基质是由原始的结缔纤维束所构成，骨骼的固有成分和无机盐成分少，因此弹性大，不易折断。随着年龄的增长，板层组织逐渐增多。婴幼儿骨骼的新生力和吸收过程均活跃，成骨细胞与骨小管的血管网比较丰富，所以骨组织的再生能力较大，骨折的愈合速度较快。婴幼儿的骨骼除有再生、造血、代谢和免疫等生理功能外，还有增加身长的作用。这是由于在骨的两端的软骨区内有1个或2个骨组织核心，称为骨化中心。若病变波及骨化中心，可影响骨骼的生长。

七、皮肤

婴幼儿皮肤娇嫩，容易受到外界的损害和感染。皮肤分为三层，从外向内，依次为表皮、真皮和皮下组织。各年龄段不同，各层均有不同。

（一）表皮

表皮位于最外层，从外到内又依次为角质层、透明层、颗粒层、棘层和基底层。婴幼儿的表皮与成人不同，新生儿表皮的角质层最薄，仅有2~3层角化细胞组成，透明层也比成人薄；婴幼儿表皮各层，发育均不完善，而且彼此连续也较成人松散，容易脱落。一般足月新生儿，24~48小时后才脱屑，而未成熟儿生后就可见脱屑，这就是新生儿生理脱屑较多的原因。婴幼儿表皮的基底层发育旺盛，细胞增生较快。由于基底膜是表皮与真皮之间连接处，年龄越小，发育越不完善，连接不紧密，所以婴幼儿的表皮比成人更容易受外伤和脱屑。

（二）真皮

在表皮的下方，接近表皮部分称乳头层，其下面是网状层，共分两层，但两层之间无明显分界。新生儿真皮乳头层较平，真皮发育也不够成熟，但血管丰富，年龄越小，皮肤的颜色越粉红，这是因为稠密的血管网，通过薄、嫩的表皮显露于皮肤表面的缘故。

（三）皮下组织

位于真皮下方，由疏松的纤维组织和脂肪细胞组成。新生儿时，皮下脂肪已经相当丰富，尤其面部及四肢发育较充分，皮下脂肪含固体脂肪酸，随年龄增大而逐渐减少。婴幼儿的皮下脂肪较易凝固，所以新生儿常因低体温发生硬肿症。

（徐 欣 郝雪梅）

第二章 婴幼儿手术前后的处理

第一节 手术时机的选择

手术是外科治疗工作中最重要的一个环节，要使手术取得良好的效果，即解除患儿的疾病，恢复患儿的健康，除要掌握熟练的外科技术外，正确的选择手术时机和适应证，正确的术前准备和术后处理，预防和及时消除可能发生的并发症，都是十分重要的。如果上述这些环节没处理好，而危及患儿的安全或延长病程，则虽然手术操作本身没有缺点或错误，但仍不能认为手术是成功的。近年来随着外科诊疗技术、麻醉技术的进步和对婴幼儿机体术前、术中和术后生理及代谢变化知识的日益了解（如体温调节、失血、水和电解质平衡、需氧和乏氧代谢、内分泌变化等）以及护理条件的进步和改善，使得术前准备和术后处理有很大的改进。因此目前婴幼儿手术年龄不受限制，可以在任何年龄进行。新生儿、早产儿甚至极低体重患儿实施手术后存活率也大大提高。决定手术时机的主要因素不再是年龄。而是取决于其疾病的病理性质及其对患儿的危害程度，以及患儿的自身条件。婴幼儿手术时机的选择一般可分为以下几种情况。

一、急诊手术

对影响生命的疾病和损伤，若延缓手术将使患儿的病情加重或致残，甚至危及生命者，均应急诊手术。如新生儿消化道梗阻、肠闭锁、先天性膈疝；又如各种急腹症、绞窄性肠梗阻、消化道穿孔和大出血、腹部严重外伤、内脏破裂等；还有开放性骨折和颅脑损伤伴颅内出血等。急诊手术应在几小时内，至多 24 小时内进行。

二、限期手术

限期手术也称为亚急诊手术，适于所患疾病虽重但不需要立即手术者。某些疾病虽不会立刻危及小儿的生命，但延缓手术过久会加重病情或影响其后果者。例如，小儿恶性肿瘤，等待长时间可能发生转移；先天性肥厚性幽门狭窄、十二指肠狭窄，若拖延手术，会更加削弱患儿的营养状况。在这种情况下，经过必要的术前准备应及时进行手术。

三、择期手术

某些疾病延迟手术并不影响患儿的健康，应在全身状况良好的情况下进行，但也有最适宜的手术年龄。手术有年龄期限是因为手术过早疗效不良，过晚可能影响器官的发育和功能。如腭裂应在 2 岁以后进行手术，延迟过久手术会使以后的发声受影响。隐睾应在 2 岁以前进行睾丸下降固定术，过晚会影响睾丸的正常发育及生育功能。这类疾病患儿除考虑全身情况外，局部皮肤和周围组织应在正常的条件下施行。如有发热、上呼吸道感染应在痊愈后 1 ~ 2 周方可进行手术。急性传染病后 3 个月内一般不进行择期手术；有流行病接触使者亦应在检疫期后再行手术。伴有其他慢性病者应等待病变稳定后再考虑手术，例如肺结核应在硬结期，佝偻病应在静止期。有蛔虫病者应在驱虫后进行。对患血友病的外科患儿，在进行手术前应补充足量的第Ⅷ因子及新鲜血浆，待第Ⅷ因子达正常标准时再行手术。

四、探查手术

有时有些疾病虽经各项检查，诊断仍不明确，决定是否手术也有一定的困难，在较紧急情况时，病理诊断并非完全必要。如患儿表现有急性肠梗阻症状或消化道大出血时，经过初步检查分析，病因不能明确时，也应进行急诊探查术。有些慢性病长久不能明确诊断，也需手术探查明确诊断。患儿决定手术后，经治医师必须向家长解释清楚，说明手术的必要性、成功率及效果、失败率及可能发生的危险和并发症。如家长完全了解并同意手术，应记录在病历上，并按医院规定办理手术协议签字。

第二节　手术的术前准备

手术前准备与手术成功与失败、术后并发症的发生有重要的关系，充分的术前准备是手术成功的关键所在。因此，外科医师术前应对患儿的病情及全身情况有一个全面的了解，选择适当的手术时机，根据患儿术前的生理状况有针对性的做好术前各项准备工作。

一、择期手术的术前准备

（一）心理准备

患儿因病住院，不仅环境生疏，而且接触了陌生人，尤其是穿白衣工作的医务人员，更有恐惧心理。因此，每个医务人员都要以和蔼可亲的态度热情地接待他们，处处关心他们，与他们建立感情，向他们说明治疗的意义，鼓励他们战胜疾病的信心，并获得他们的信任，使患儿安心治疗。对患儿的任何恐吓，都会引起不良后果，是绝对禁止的。

术前还要求做好家长的工作，现代社会家长对子女都比较偏爱，孩子患病后，家长精神特别紧张，往往不知所措。因此在患儿入院获得了明确诊断和确定治疗方案后应向家长详细地介绍病情，既不夸大，也不缩小实事求是的介绍，并说明手术的必要性，以及采取的治疗措施和可能取得的后果，使家长放心，获得家长的密切配合，以便患儿尽早恢复健康。

（二）全面检查

除为诊断而做的详细物理检查、特殊检查外，手术前必须做到全面的体格检查，了解患儿的全身情况、生长发育、体重及营养状况、体温、脉搏、呼吸、血压等。检查心、肺、肝、脾、四肢及神经系统有无异常。一般实验室检查包括血、尿常规，出血和凝血时间，还应结合实验室检查结果和 X 线检查以助判断，如有必要行 B 超、CT 或 MRI 检查。

血液检查，如有血红蛋白低于 90g/L 者，血浆蛋白低于正常值，白蛋白/球蛋白倒置者，应在营养和贫血情况改善后再行手术。必要时给予高蛋白、高热量饮食，输全血或血浆，或白蛋白，进行全肠道外营养几日，以使患儿全身情况改善。

根据需要还要进行各器官的功能检查，肾（尿素氮、肌酐等）、肝（肝功能、转氨酶、乙肝 5 项等）、肺（X 线胸透或胸片）、心（心电图等），必要时做血气分析和电解质测定。凡疑有出血性疾病的病例，术前应测定凝血因子是否正常（包括血小板计数、凝血酶原时间测定等）。凡长期应用激素者，应行 24 小时尿 17 – 酮类固醇测定，以确定肾上腺皮质功能是否减退，以决定是否予以补充。待各种化验检查结果齐全后，无手术禁忌，即应做好术前小结，包括简要病史及阳性体格检查、手术指征、计划和方法及以麻醉选择的项目。

（三）术前饮食

婴儿的新陈代谢旺盛，术前禁食时间过长，不但能引起患儿饥饿和哭闹而且能减少体内糖的储备。因此，除了确有必要禁食者外，婴儿仍应坚持 3 ~ 4 小时喂食一次。儿童术前禁食时间一般为 6 小时，常在晚饭后不能再给饮食。婴幼儿胃活动力强，一般 4 小时即能将胃内容物完全排空，故在麻醉过程中不会发生呕吐。所以术前禁食 4 小时即可。

（四）给予维生素

维生素缺乏能降低机体的抵抗力，并能引起一系列的并发症，尤其是维生素 A、D、B、C、K 与外科关系较为密切。维生素 A、D 及钙缺乏时，可产生术后喉痉挛及惊觉，凡营养不良和禁食较长时间者，应给予维生素 A、D 及钙；维生素缺乏，尤其是维生素 B_1 缺乏可影响心肌功能，促成心力衰竭，使胃肠蠕动减弱，延长术后肠麻痹时间，对营养不良和人工喂养患儿均应给予维生素 B_1，每日口服 5~10mg。维生素 C 缺乏时可影响切口愈合，易发生切口裂口，术前应给予婴儿 200mg/d，儿童 300~500g/d。维生素 K 不足时，易引起出血。新生儿有暂时性凝血酶原过低而有出血倾向；在有阻塞性黄疸患儿，因胆盐不能排至肠道内，影响脂溶性维生素的吸收；长期应用抗生素者维生素 K 合成不足。以上情况均需给予维生素 K。常用的有维生素 K_1 10mg/次，肌内注射或慢速静脉滴注，1~2 次/日或维生素 K_3 4mg/次，肌内注射，2~3 次/日，用 2~3 天即可。

（五）抗生素应用

对于感染性疾病，术前应适当给予抗生素控制感染。对婴幼儿或施行大手术者，术前几日也应适当给予抗生素，以消灭潜存呼吸道的细菌防止呼吸道和肺部并发症。对施行结肠手术的患儿，术前 3 天应给予控制肠道细菌的抗生素，最常用的是新霉素、链霉素及甲硝唑等。

（六）胃肠道准备

对结肠、直肠、肛门部位手术的患儿，术前应清除肠道积粪，用等渗盐水洗肠，不要用大量肥皂或清水洗肠，以防止水中毒。先天性巨结肠和肛门狭窄患儿，由于长期积粪，洗肠至少要在术前两周开始，每次用等渗盐水量为 100ml/kg 左右为宜。胃肠道手术行剖腹产手术患儿，术前应放置胃肠减压管，或将胃管带入手术室由麻醉师放置。

（七）备血

大手术或较复杂手术，术中可能出血较多者，均应在手术前准备适当的血以备术中应用。有出血倾向者应准备鲜血。

（八）皮肤局部准备

手术前日应洗澡或擦洗，以保持皮肤清洁，手术区皮肤，包括周围 15cm 范围内更要特别清洁。头部或脑部手术需将部分或全部头发剃净。骨科手术则应于术前 3 天即开始做每日皮肤消毒，特别是在足跟皱褶处有痂皮者需要用无菌巾包扎。

（九）特殊准备

巨大恶性肿瘤患儿术前用化疗或放疗；1 年内曾用过大剂量肾上腺皮质激素的患儿，手术前可适当做补充肾上腺皮质激素的治疗。对青紫型心脏病患儿术前吸氧和静脉滴注低分子右旋糖酐。出血性疾病术前补充有关凝血因子或给予新鲜血液。

（十）术前用药

麻醉前用药可由麻醉医师会诊后提出，然后由病房医师开医嘱。

二、急重症手术的术前准备

除前述必要的术前准备外，还要注意以下几方面。

（一）补液纠正脱水和电解质紊乱

急重症患儿常常患有急腹症，如肠梗阻、肠套叠、腹膜炎等。往往有不同程度的脱水和电解质紊乱、酸中毒。应根据临床检查做出正确的估计，及时快速地予以纠正，待患儿全身情况得到改善后再行手术。

（二）输血

对大出血患儿应立即配血和输血，迅速建立输液、输血通道。必要时可做大隐静脉切开，向下腔静脉插管。或经锁骨下静脉穿刺置管；向下至上腔静脉，以备随时快速输液、输血，并可测定中心静脉压，以了解心功能和血容量情况。

（三）休克的处理

针对休克的类型，采取综合措施进行紧急抢救，争取在短时间内使情况好转能耐受急诊手术。如果休克原因必须采取手术才能解决，则需边抢救边手术。不可因等待休克完全恢复而失去手术时机。

小儿休克除因损伤引起的创伤性休克或出血性休克外，大多为急腹症患儿，因频繁呕吐，丢失大量的水分和电解质引起低血容量性休克以及大量的内毒素被吸收而发生的中毒性休克，应及时补充血容量，改善微循环，调节血管的舒缩功能。治疗休克的主要措施是补充血容量，补液的种类和量则取决于休克的类型和液体丢失的量。对中毒性休克则可先用低分子右旋糖酐（其相对分子质量为2万~4万）以15~20ml/kg的量给予，并同时补给5%碳酸氢钠，可按5~10ml/kg的量补充，于半小时内静脉滴注或注射完。儿童总量以不超过300ml为宜。若血压有改善，则可用2:1等渗含钠液30~50ml/kg，静脉滴注，于2~3小时内滴完。如休克未能改善，则可按上述量的低分子右旋糖酐再给予一次。待血压稳定，休克纠正后可用1/2张含钠液50~80ml/（kg·d）以维持。若患儿有尿，则可补给含钾溶液。由于大量补液，血液被稀释，血浆蛋白和血红蛋白低下，此时可补给全血，按10ml/kg补给，以维持胶体渗透浓度。根据需要可测定中心静脉压，以帮助判断输液量和速度。如果血压已正常，中心静脉压仍低于正常时，则需要补液；若中心静脉压已达15cmH$_2$O，而血压仍不能提高时，则应给予调整心脏血管功能的血管活性药物。倘若四肢冰凉而皮肤有紫色花纹时，应给与血管扩张剂；若皮肤颜色红润而血压不能上升时，也应给予血管收缩剂。

在估计血容量确实已补足时，可加用人工冬眠及降温，以改善微循环，降低氧消耗和新陈代谢，在抢救休克中要同时给予足量的抗生素，并可适当地给予肾上腺皮质激素，以增加应急能力。

经过上述治疗多数病例可获较好效果，但尚有少数患儿，由于腹腔有严重的病变和感染，虽经上述措施其休克仍不能得到控制时，则也应及时进行手术祛除病灶，往往病情得到改善。

（四）保暖和降温

小儿调节体温的能力差，易受外界气温的影响而发生变化，在冬季新生儿易出现低温，并可发生硬肿症。术前应安置在空调恒温新生儿室或保暖箱内，也可用棉垫包裹四肢或用热水袋保暖。

高温可因病变本身和严重感染引起，亦可与夏季高温有关，也可因麻醉时的兴奋、哭闹挣扎或手术的创伤，使体温继续升高，以至发生惊厥。当体温达到38.5℃以上时，应采取降温措施。

物理降温首先应用，可用降低室温（空调、电风扇吹、大冰块等），用冷水或冰水敷在头颈部、四肢及腹股沟等血液丰富处，亦可用酒精擦浴，或用冰水保留灌肠等方法。降温时不可给予极冰冷的刺激，应逐渐增加冷的程度。冬眠药物与物理降温同时应用，不但可取较好的降温效果，同时亦可防止惊厥的发生。

物理降温常用的有一般退热剂，如口服阿司匹林、小儿退热片、安乃近或百服宁滴鼻等，可使体温很快下降，待体温下降至38.5℃以下时即可进行手术。

（五）其他

根据选用的抗生素、氧气吸入、胃肠减压、手术区域的局部准备，膀胱充盈者放置导尿管，特殊器械的准备。因外伤需紧急手术，而患儿伤前刚进食者，应放置胃管洗胃，以防止麻醉发生呕吐引起窒息。

三、特殊病例的术前准备

（一）出血性疾病

临床上常见的出血性疾病可能是血小板减少、毛细血管性出血和凝血因子缺乏造成的出血。对患有出血性疾病的患儿，应详细询问病史并结合实验室检查结果确定病因，针对病因加以处理。如为血小板减少性出血，则应输入新鲜血或输入冰冻血小板浓缩液，亦可用止血药物如酚磺乙胺（止血敏）、6－氨基乙酸、对氨甲基苯甲酸（止血芳酸）等。如为毛细血管性出血，主要为血友病甲（抗血友病球蛋白甲，即第Ⅷ因子）缺乏第Ⅷ因子所造成的出血，术前应输入新鲜的血浆或全血，量要足，以提高血液中抗血友病球蛋白甲浓度达到50%左右，亦可输入第Ⅷ因子浓缩剂。计算方法：欲达到的第Ⅷ因子浓度×体重（kg）×0.5＝

需要输入第Ⅷ因子单位数。正常人新鲜血浆 1ml 相当于含有第Ⅷ因子 1U。正常人血浆第Ⅷ因子浓度均为 50%～200%，当低于 33% 时就可有出血症状。一般来说，外科手术前第Ⅷ因子必须升高到 30%～60%，至少维持到术后 10 天。由于第Ⅷ因子在体内的半衰期为 8～12 小时，所以每 12 小时就需要重复输入，也可应用止血药物氨基己酸、花生衣类制剂及皮质激素药物，对减少出血可有一定的帮助。

（二）长期应用激素治疗的病例

长期应用肾上腺皮质激素类的患儿，其肾上腺皮质萎缩，或反应低下，对手术、创伤的应激能力减弱，在术中或术后易出现低血压、呼吸抑制、麻醉苏醒延迟或其他并发症，术前务必加以准备。手术后激素补充如下：①手术前，术前 24 小时及 12 小时各肌内注射醋酸可的松 100mg。②术中，静脉注射氢化可的松 100mg。③术后，术日每 6 小时肌内注射醋酸可的松 50mg；术后第 2、3 日每 8 小时肌内注射醋酸可的松 50mg；第 4、5 日，每 12 小时静脉注射醋酸可的松 50mg；第 6、7 日每 8 小时口服醋酸可的松 25mg。以后缓慢减少剂量，2～6 周内减到维持量，并根据情况逐渐减量，直至停止应用。

（三）患有严重心、肺、肝、肾等重要器官疾病的病例

对患有严重心、肺、肝、肾脏疾患的患儿，如果有必须手术治疗的疾病，在手术前一定将所患疾病予以积极的治疗，应与儿内科医师密切合作，根据疾病的严重程度，尽量在短期内予以有效的治疗，改善情况，以使能最大限度耐受麻醉和手术。对这类患儿进行手术以采用简单、短时、有效能解决问题的方式为好，术后仍要继续治疗原有的疾病。

第三节　手术的术中护理

手术中正确地对患儿实施管理，对防止并发症及保证手术的顺利有重要作用。

1. 患儿进入手术间后，由麻醉医师主导，手术医师、手术室护士共同完成的手术三方核查，是对患儿及手术部位的再次确认核对，对于年龄尚小的婴幼儿更是至关重要，可防止做错手术患儿、做错手术部位的严重医疗事件的发生。

2. 术中应尽量注意监测患儿体温，防止过高及过低。7 岁以上儿童皮肤消毒可以和成人一样用 2.5% 碘酒及 75% 乙醇溶液，但对婴幼儿、新生儿、早产儿，应用碘伏消毒，以防止皮肤烧伤。日益广泛使用的活性碘溶液是较理想的小儿手术皮肤消毒剂。

3. 因小儿对手术的耐受力不如成人，因此在手术中应特别仔细止血，轻柔操作，术中失血应准确估计，及时补充，注意用温盐水纱布保护暴露脏器，以减少蒸发及刺激，还应尽量缩短手术时间。

4. 手术中的体位安置是以保证能充分暴露手术部位及病变为前提，但还应该注意保持肢体的正确位置。上臂外展不要超过90°，以防止臂丛神经损伤；骨隆突部位如枕后、骶尾部等加软垫保护，防止压力性损伤；四肢和非手术部棉垫加盖保暖，防止体温散失。

5. 手术中的输血输液应专人管理，术中严格控制输液输血的速度和给入量，要根据术中的实际失血量来决定，不宜过快或过慢。婴幼儿肾脏对钠的清除能力差，输液时应防止输入大量盐水。

第四节　手术的术后处理

手术完成仅仅是治疗过程中的一半，良好的手术后处理是保证手术成功的关键。手术种类很多，必须根据患儿术前的情况、疾病的性质、手术方式、麻醉种类等全面考虑。

一、术后麻醉的观察

全身麻醉的患儿清醒前必须严密观察。注意小儿有无发生呕吐，严防呕吐窒息，头要偏侧位，及时吸出口腔内分泌物，以防误吸和窒息。注意神志和面色观察。重大手术后的患儿应每0.5~1小时测定呼吸、脉搏、血压和体温。新生儿要听心音，病情稳定后可延长检测的间隔时间。有条件的应用监护仪检测，直至患儿全身情况稳定正常。

二、体位

根据手术类型、麻醉种类，采用不同的体位。麻醉清醒前应采取侧头平卧位。床边备吸引器，及时吸出咽部分泌物，谨防误吸造成窒息和肺部并发症。清醒后根据手术种类不同采取不同的体位。胸腔和腹部手术后应采取半坐位（斜坡位），以利于呼吸和腹腔引流物汇流入盆腔，避免膈下脓肿或肠间隙脓肿形成。肛门或骶尾部入路术后，脊膜膨出，骶尾部畸胎瘤术后侧卧位或俯卧位，以减少切口大小便污染。对不需要体位限制和患儿全身情况良好时可鼓励小儿早期下床活动，或将婴儿抱起活动。对采用硬膜外麻醉的患儿，应平卧6小时，根据病情，再改变体位。

三、注意放置的各种导管

手术后放置的有胃肠减压管、胸腔或腹腔引流管、导尿管、吸氧管、静脉输液、中心静脉测定管等，必须妥善、牢固固定，随时观察，防止扭曲受压，保持通畅，并记录出入水量。对不合作的婴幼儿，有可能拉住导管者，可使用约束带。

四、饮食

一般非胃肠道手术，于术后 4 ~ 6 小时婴儿可给糖水，儿童先饮水，后服少量流质食物，逐渐恢复正常饮食。单纯阑尾切除，疝囊高位截扎等手术也可早起进食。对胃肠道手术后，应在肠功能恢复，肛管排气、排便后，一般需 2 ~ 3 天，才开始少量进水，如无呕吐可进流质饮食，以后逐渐改为半流质，最终恢复正常饮食。

五、补液和输血

手术后进食的患儿，须由静脉输液以维持水和电解质平衡以及热量的供给。择期手术的患儿，术前无脱水，术后只需补给日需要量和额外丢失量（包括胃肠减压量、各种引流管引出量、发热丢失量等）。对急症患儿或术前因各种原因有脱水的情况时，除根据体重给予日需要量外，还要补给尚未补足的丢失量。术中消耗和术后继续丢失的量。在输液过程中要观察患儿对输液的反应，检测生化指标、尿量，以调整输液速度个输液量，使其更符合生理要求。待胃肠功能恢复，并能正常进食后逐渐停止输液。对患有消化道畸形、高位肠瘘、短肠综合征等患儿，术后长期不能经胃肠道进食者，应考虑采用全肠道外营养。

对病情严重、大手术及营养不佳的患儿，术后应补给全血、血浆、白蛋白或血浆代用品。补血以新鲜血液最好，时间过久的库存血可致血钾增高、血钙过低、酸中毒，若快速大量输入有导致心脏骤停，甚至死亡的危险。

六、术后用药

（一）镇静、镇痛

术后伤口疼痛可引起患儿哭闹不安，影响睡眠和休息，可适当给予镇静剂。常用苯巴比妥，苯巴比妥 3 ~ 6mg/kg，肌内注射。6 ~ 8 小时可重复应用。也可用地西泮、氯丙嗪或异丙嗪之类。年龄较大的儿童可用哌替啶，0.5 ~ 1mg/kg，肌内注射。

（二）抗生素应用

对简单的无菌手术。术后可不用抗生素。但对较大和有污染的手术，术后均应使用抗生素，通常可给予青霉素、链霉素或其他广谱抗生素。化脓性感染患儿应先用广谱抗生素或联合应用抗生素，并根据细菌实验和敏感试验进行调整。长期使用广谱抗生素有引起假膜性肠炎或真菌感染的可能，因此，一般一种抗生素不宜使用过久，宜采用多种抗生素联合应用，或交替使用，或与磺胺类药物交替使用。对厌氧菌感染者，常使用甲硝唑和替硝唑类药物。

（三）补充维生素

术后应给予各种维生素，尤其是维生素 B_1 和维生素 C，以改善全身情况，促进创口愈合。

（四）中枢兴奋剂应用

婴幼儿大手术后，呼吸功能差者，可给予少量中枢兴奋剂，如尼可刹米、洛贝林等，以改善呼吸和循环功能，防止肺部并发症。

七、创口的处理

手术切口用纱布覆盖后，用胶布固定密封，腹部或胸部大的切口外加多头绷带包扎。位于下腹部、骶尾部等处容易被大小便污染的创口，可外加塑料薄膜，一旦敷料被污染，应及时更换，也可将创口暴露，若有污物，及时用无菌生理盐水棉球或酒精棉球清除，保持切口清洁干燥。婴儿不用尿布。胸腹带不用包扎过紧，以免影响呼吸。切口缝线的处理：一般切口可手术后 7 天拆除。头面部可5~6 天拆除。如腹部切口过长，有明显腹胀或营养不良的患儿，拆线延迟，可手术后9~10 天拆线，或间隔拆线，等 2~3 天后再除去其余缝线。减张缝合线或全层缝合线应手术后 2 周左右拆除。对不合作、易哭闹的小儿，拆线时为防止患儿哭闹，导致腹压增高引发切口裂开、内脏脱出的危险，可于拆线前给予镇静剂，使患儿安静，并由助手在切口两侧，向内轻压腹壁加以保护。缝线拆除后，仍需用绷带包扎数日。如切口愈合良好，术后两周可以洗澡。

八、术后石膏固定的护理

应将患肢抬高，注意肢端有无肿胀，发绀或麻木感。髋人字石膏搬动时防止在腹股沟处折断，并注意不要让大小便污染、浸润石膏，使皮肤发炎或溃烂。如患儿主诉石膏内有持久不适、疼痛，应开窗检查，以防止发生压迫性溃疡。

九、术后重症监护

近年来小儿较大手术或复杂手术后进行"重症监护"愈来愈被临床重视和常用。这对减少术后并发症，提高治愈率起着重要的作用，对新生儿，婴幼儿尤其重要。通常重症监护包括循环系统、呼吸系统、肾功能、水及电解质等。

第五节 术后并发症的处理

一、术后休克

术后应注意发生失血性休克。小儿因血量少，可因术中失血量未补充或因创口渗血过多，或因术中止血不慎及血管结扎线脱落发生内出血等而发生休克，应立即进行全面检查，寻找原因。如患儿面色苍白、烦躁不安、乏力、精神不振、反应差、口渴、唇干燥、脉速、血压下降等均为失血性休克的表现。应首先检查切口，观察有无肿胀隆起，切口渗血，如较多，则应拆除缝线，给予止血；如伤口无渗血，经输血后情况常有所改善，但不久有恶化时，应考虑有内出血的可能，此时应果断采取措施，在无菌条件下再次进行手术探查、止血。有时术后休克不一定是术后出血所致，往往是术中出血量未补足，或严重感染中毒、酸中毒、缺氧等所致的中毒性休克引起。因根据原因采取综合措施进行处理。

二、术后高热、惊厥

术后高热是小儿常见的并发症，由于小儿体温调节中枢不稳定，外界高温、感染性疾病、毒素吸收、麻醉、手术创伤、脱水、酸中毒和婴儿固有的发汗功能不全等因素，易使小儿术后发生高热。如出现高热应积极进行处理，采取降温措施，使体温维持在38.5℃以下，否则持续高温不降数小时有致小儿死亡的危险。

与高温同时发生的是惊厥，引起惊厥的因素很多。如：①高热；②麻醉造成脑缺氧；③术中输无钠糖水过多引起脑水肿，或脑部手术后创伤反应；④低血糖性惊厥；⑤术后少尿、无尿，发生尿毒症性惊厥；⑥大量输血后引起缺钙性抽搐；⑦血钾、钠、钙过高引起的全身及局部抽搐；⑧吸纯氧引起的氧中毒等。必须针对造成惊厥的原因，进行适当的治疗，切忌盲目乱用镇静剂。通常先用苯巴比妥或地西泮止痉，更有效的镇静剂是水合氯醛、异戊巴比妥、冬眠类药物，同时根据病因进行处理。

三、术后腹胀

腹胀是腹部胃肠道手术后常见的并发症，几乎所有的肠道手术后均有不同程度的腹胀，但以婴幼儿最明显。新生儿和婴幼儿的肠管平时就含有较多的气体，腹部常呈膨隆状态，腹部手术使胃肠道受到刺激，使胃肠运动受到抑制，而出现肠麻痹，肠蠕动减弱或消失。尤其是较大手术，肠梗阻和腹膜炎术后更易发生腹胀。吞入或肠道产生的气体以及消化液不能迅速向下运行，而潴留于肠道中，使腹胀愈来愈严重。严重腹胀可使患儿发生一系列病理生理变化。严重腹胀可使膈肌升高，影响呼吸道造成缺氧，甚至发生肺部并发症；也可影响心血管系统，增加心脏的负担；肠腔积存大量的液体和气体造成水电解质平衡紊乱；持续腹胀，使切口张力过大，血液循环障碍，促使切口裂开等。严重腹膜炎、肠梗阻，术中肠道神经不同程度的损伤，术中肠管暴露时间过长，操作粗暴肠管过度受到刺激损伤，术后低血钾，小儿哭闹吞入大量气体等均是术后发生腹胀的原因。应针对不同原因，采取相应措施进行预防和治疗。术中操作要轻柔，注意保护肠管，使其少受刺激；术后要持续胃肠减压，并保持减压管通畅；对腹膜炎患儿术后需经静脉给予大量的广谱抗生素以控制感染；水及电解质平衡紊乱者，应及时纠正，防止低血钾。除针对病因外，尚可采用以下措施：①高浓度氧气（含氧90%～95%）吸入，可取代肠腔内的氮气，经过一定时间氧气的吸收，可使腹胀减轻；②肛管排气或少量温盐水或高渗盐水（5%氯化钠溶液50～100ml）灌肠，可促进肠蠕动恢复；③针灸，可取足三里、天枢、气海等穴，或用新斯的明足三里穴封闭，一次量为0.03～0.04mg/kg，每4～6小时一次；④双侧肾周围封闭，用0.25%普鲁卡因，每侧30～70ml，也有一定的疗效；⑤肠管蠕动剂，如新斯的明，可按0.03～0.04mg/kg，每4～6小时一次，可用数次，但有腹膜炎、机械性肠梗阻、肠吻合术后和伴有心功能不平稳者禁用；⑥中药应用，常有一定的疗效。

一般术后肠麻痹的时间为2～3天，少数可达4～5天。若术后腹胀持久不缓解，应结合临床症状和体征以判断有无腹膜炎、粘连性肠梗阻或术后肠套叠的存在。

四、肺部并发症

小儿术后肺部并发症远较成人高，其后果也较严重，往往是引起术后死亡的重要原因之一。

（一）肺炎

新生儿和早产儿发生吸入性肺炎的机会较多，尤其是伴有消化道梗阻者，因分泌物或呕吐物吸入呼吸道，重者可发生窒息，表现为呼吸困难、点头样呼吸、口唇发绀，常可死亡。轻者因分泌物阻塞小气管，引起肺叶部分肺不张，随之发生吸入性肺不张。临床诊断有时困难，甚至胸部X射线片上也不能肯定诊断。对临床上有呼吸困难、鼻翼扇动、口唇发绀、口吐白沫等症状作者，应按肺炎积极进行治疗。给予抗生素、中枢兴奋剂（尼可刹米、洛贝林之类药物）、吸氧、雾化吸入等，同时还可给予镇咳祛痰剂。预防在于术后加强护理，注意保温，防止呕吐误吸，经常变换体位，清洁口腔分泌物，抱起拍背等。必要时送重症监护室，用呼吸机和正压给氧，同时做血气分析，以调整氧分压。

（二）肺不张

小儿支气管细小，咳痰功能差，加上湿化不够，黏痰很容易堵塞支气管引发肺不张。患儿可只有呼吸、脉搏增快，而其他症状不明显。但体检时可发现一侧胸部呼吸减弱，气管向对侧移位；叩诊实音；听诊呈管样呼吸音。如发现此种情况，可用压舌板刺激咽后壁引起恶心和咳嗽反射，能使阻塞在支气管的黏液自动咳出。必要时可在支气管镜下直接吸痰。

（三）肺水肿

肺水肿也是术后可以发生的一种肺部并发症。主要是因为输液、输血的量过多或过快引发的，其临床表现是呼吸困难、发绀、咳出血性泡沫样痰、两侧有水泡音、心率快、颈静脉扩张、肝脏肿大等。在短期内若得不到及时处理可发生休克、心力衰竭、昏迷而死亡。因此，对小儿输血、输液，除非特需，决不能过快，其量也应以偏少为佳，切忌过量。一旦发生肺水肿，应静脉输入高渗葡萄糖、正压氧气吸入，应用血管扩张药物，降血压，同时给予非渗透性利尿剂（如呋塞米、利尿酸钠）等。

五、切口感染

切口感染是手术后最常见的并发症。小儿手术后切口的感染率较成人为高。年龄越小，切口感染率越高。其腹部手术切口的感染率明显较其他部位切口的感染率高。

术后切口感染的原因是多方面的，除与病房、手术室消毒隔离制度的严密程度、外科无菌原则的遵守以及手术前后的处理等有关外，还与术前患儿的全身情况有关。若有慢性消耗性疾病、营养不良、低蛋白血症、严重贫血、肝功能不全、脱水、电解质紊乱或伴有休克者，则抗感染的能力明显低下。若术前未能很好地给予纠正，则易发生术后切口感染。另外，切口感染亦与切口的种类有一定的关系，Ⅰ类切口几乎无感染，如有感染多为外源性，若能在手术的各个环节加强无菌观念，决定执行消毒隔离制度多能避免。Ⅱ、Ⅲ类切口感染机会多，其感染多为内源性，为术中污染所致。腹部手术后的感染几乎都是因消化道内容物和感染的腹腔渗出液污染引起。对腹腔有明显污染或有感染渗液时，要将渗液吸净，并用大量温盐水彻底冲洗腹腔和切口，尽量将切口中的积血、积液清理干净。必要时亦可用抗生素或甲硝唑液冲洗腹腔和切口，术后能明显减少切口感染的机会。此外，术中若能操作轻柔细致，严密止血，彻底清除原发病灶，尽量减少组织损伤和腹腔感染，术中注意用温盐水纱垫保护肠管，防止肠管暴露时间过长减少感染机会和肠粘连的发生。缝合切口时勿留无效腔，缝合线粗细适当，缝合距离和松紧适度等，对预防切口感染均有重要作用。新生儿及婴儿下腹部及会阴部易被粪尿污染，亦是造成切口感染的重要原因。因此，术后加强护理，妥善保护好伤口，谨防尿粪污染，一旦发现敷料被污染或脱落，要及时更换，必要时可采取暴露疗法，经常清理伤口，保持伤口干燥。若尿液不好控制，可放置导尿管。对腹部手术后应用抗生素时应同时用抗厌氧菌和抗需氧菌的药物，对防止术后腹腔和切口感染可收到较好的效果。

术后切口感染时，主要表现为持续性高热，切口疼痛、肿胀、压痛，进而可有波动感，若脓液多，张力大，可自行破溃流脓。因此，凡术后高热患儿，应首先考虑有无切口感染，应检查切口。如发现切口红肿，除加大量抗生素用量外，应拆除一两针缝线，分离切口，放出渗液，并用盐水纱条引流，待感染控制，切口清洁，肉芽新鲜时，可用蝶形胶布拉合伤口以促进伤口愈合，如果伤口过长，亦可二期缝合。如术中切口已有明显污染，估计有可能发生感染者，应在伤口内放置橡皮片引流，于术后 2～3 天拔除。腹部切口感染后，缝线被拆除或已不起作用，容易发生切口裂开。因此，应用蝶形胶布拉合伤口，再用腹带包扎，谨防切口裂开。

六、切口裂开

切口裂开内脏脱出是小儿腹部手术后最常见的严重并发症，其发生率为 1%～4%，多发生在婴幼儿，且年龄越小，切口裂开率越高。切口裂开后虽经及时缝合、积极的治疗，但死亡率明显增高。因此，预防切口裂开是临床医师不可忽视的问题。

腹部切口裂开是由多种原因造成的，营养不良或慢性消耗性疾病，长期术后腹胀，手术操作粗糙，使组织发生坏死液化、积血、感染等致切口愈合不良，易发生切口裂开。

营养不良、低白蛋白血症、贫血时，将直接影响切口的愈合，对术前有贫血、低蛋白血症的患儿，应给予纠正。输入全血、血浆或白蛋白，使血红蛋白升至 90g/L 以上，血浆总蛋白应在 60g/L 以上再行手术才安全。对急诊病例也应采取一定的措施，纠正水及电解质平衡，补给多种维生素，改善全身营养状况。

术后腹胀或突然腹压增高是造成切口裂开的重要原因。由于手术的损伤和炎症的刺激，腹部术后都有不同程度的暂时的肠麻痹。腹部膨胀后切口要承受较大的压力，致使腹膜、筋膜等组织被缝线切割撕裂。当腹内压力突然增高时容易造成切口裂开。因此，术后腹胀，腹压增高，不但影响腹部切口的愈合，而且是切口裂开的直接原因。虽然小儿的组织再生能力强，切口组织开始愈合早，但往往不牢固，所以对腹腔手术后的患儿除积极进行有效的胃肠减压，减轻腹胀外，腹部用腹带或绷带包裹保护，以减轻腹部切口承受的压力，有助于防止切口裂开。

拆线时患儿常哭闹，腹压可突然增加，此时应有助手用双手掌按压在切口两侧，或拆线前先给予适当的镇静剂，让患儿入睡，减少腹压增加。拆线后继续用腹带或绷带包裹腹部，以防裂开。术后切口感染是切口裂开的一个重要原因。术后肠瘘、腹腔感染所致的切口裂开最为严重，往往可导致患儿死亡。因此。术中应严格无菌操作；尽量避免做肠切开减压术；彻底清洁腹腔，术后给足量的有效抗感染药物。

术中操作要轻柔细致，止血彻底，尽量减少组织损伤；做肠道吻合时要确实牢靠，谨防吻合口瘘；缝合腹膜时可适当加腹膜外的肌肉组织，防腹膜撕裂。关腹时要保持麻醉满意，过早停用麻醉药将给关腹造成极大的困难，腹压增高，腹肌紧张，缝合结扎线往往将菲薄的腹膜和后鞘切割或撕裂，造成组织损伤，影响切口愈合，谨防过早的停用麻药，在关腹时保持一定深度的麻醉，使腹壁肌肉松弛，直至关腹后才停药，这对预防切口裂开有一定作用。因此，对造成切口裂开的原因，不管是术前、术中或术后均应足够重视，采取相应的措施，予以预防。

腹部切口裂开大多发生在术后5～10天。裂开前往往有咳嗽、哭闹、用力等腹压增高的诱因。裂开的先兆是切口渗出淡红色的血性液体，将敷料湿透，见切口愈合不良，触诊时切口线上有变软或皮下空虚感，可扪及腹壁缺损。若将皮肤分开，可见肠管。如裂口的范围小，可用蝶形胶布拉拢固定，外加腹带包扎。如裂口较大或已完全裂开，肠管脱出，应立即给镇静剂，防小儿继续哭闹使小的裂口变成大的裂口，或使不完全裂开变成完全裂开，致使肠管脱出更多。切口裂开的患儿往往精神不佳，表情淡漠，腹胀加重等。对裂开较大或已完全裂开内脏膨出者，应立即用无菌敷料覆盖，并立即去手术室，进行膨出内脏还纳，将脱出的脏器用温热生理盐水冲洗后还纳入腹腔，重新进行缝合，做腹壁全层贯穿减张缝合。术后继续应用抗感染药物，加强支持疗法，提高患儿抵抗力，改善全身营养状况，促进切口愈合。

（李　玮　王筱君）

第三章 婴幼儿手术麻醉配合护理

第一节 麻醉的分类

一、局部麻醉

局部麻醉也称部位麻醉，是指应用药物暂时阻断身体某一区域的感觉神经传导，患儿神志清醒，运动神经保持完好或同时有程度不等的阻滞状态。这种阻滞应完全可逆，不产生组织损害。常用的局部麻醉有表面麻醉、局部浸润麻醉、区域阻滞麻醉、局部静脉麻醉、椎管内麻醉等。

（一）表面麻醉

表面麻醉是将渗透性强的局麻药与局部黏膜接触，作用于神经末梢而产生的无痛状态。

1. 眼科手术

（1）准备 2ml 注射器 2 支，5 号球后注射针头 1 个，6 号注射针头 1 个。

（2）术前 10 分钟将 1% 丁卡因滴入眼球表面，右手横持注射器，左手轻翻开患儿眼皮，每次滴入 2 滴，每隔 2 分钟滴 1 次，重复 3~5 次。

2. 鼻腔手术

（1）准备棉片数个。

（2）将棉片浸入 2% 利多卡因 + 肾上腺素数滴混合液中，挤去多余药液，将浸药棉片敷于鼻甲与鼻中隔之间 3 分钟，重复 2~3 次，10 分钟后取出棉片，即可手术。

3. 咽喉腔手术

（1）准备喉喷雾器 1 个，压舌板 1 个。

（2）用压舌板将患儿舌头压向口底，将 1% 丁卡因喷雾到咽喉部，3 分钟喷雾 1 次，重复喷雾 3 次，即可手术。

4. 尿道手术

（1）准备 20ml 注射器 1 支，止血钳 1 把。

（2）用 20ml 注射器吸取 2% 利多卡因 20ml，去除针头从尿道外口注入尿道内，并用止血钳后部夹住尿道口，防止麻醉药漏出，15 分钟后方可手术。

5. 护理配合

（1）麻醉前，护士将无菌注射器，球后注射针头（5 号细长针头）放到手术器械台上。

（2）开启麻醉药，将安瓿上标签向上。

（3）配合术者抽吸麻药。

（4）与术者一道再次查对药名，无误方可使用。

（二）局部浸润麻醉

局部浸润麻醉是沿手术切口线分层注射局麻药，阻滞组织中的神经末梢，简称局麻。

常用局麻药：2% 利多卡因。

1. 物品准备　10ml 注射器、7 号短针头、9 号长针头。

2. 麻醉方式　沿手术切口分层注射局麻药，浸润面为皮下、肌肉、筋膜和浆膜层，阻滞组织中的神经末梢。针刺入皮肤后注射皮丘，经皮丘逐层注入局麻药。

3. 注意事项　每次注药前后都要回抽，以防局麻药注入血管内；每次注药量不要超过极量，以防局麻药毒性反应。

4. 特殊护理配合　①协助摆放麻醉体位；②其余同"表面麻醉"。

（三）区域阻滞麻醉

区域阻滞麻醉是指围绕手术区，在其四周和底部注射局麻药，以阻滞进入手术区的神经干或末梢神经。常用的局麻药有 2% 利多卡因、麻黄碱、肾上腺素。

1. 用物准备　20ml 注射器、7 号长针头、抢救物品（同气管插管术）。

2. 麻醉方法　围绕手术区，在其四周和底部注射局麻药，以阻滞进入手术区的神经干和神经末梢。

3. 注意事项　每次注药前要回抽，以防局麻药注入血管内；每次注药量不要超过极量，以防局麻药毒性反应。

（四）神经干及神经丛阻滞麻醉

神经干及神经丛阻滞麻醉是将局麻药注射至神经干（丛）旁，暂时阻滞神经的传导功能，达到手术无痛的方法。

1. 臂丛阻滞

（1）局麻用药　2% 利多卡因、0.75% 布比卡因。

（2）麻醉方法

①麻醉用物：20ml 注射器，7 号注射针头，抢救物品（同气管插管术）。

②麻醉入路

颈入路：患儿仰卧、头偏向对侧，上肢靠胸。

腋入路：患儿仰卧、头偏向对侧，被阻滞的上肢外展90°，肘弯曲，前臂外旋，手背贴床。

③操作步骤：逐层穿刺患儿肢体获异感或松开持针手指，针头随动脉搏而摆动，回抽无血或液体即可注药。

（3）注意事项

①每次注药前要回抽，以防局麻药注入血管内。

②每次注药量不要超过极量，以防局麻药毒性反应。

2. 颈丛阻滞

（1）局麻用药　2%利多卡因。

（2）麻醉方法

①麻醉用物：20ml注射器、7号长注射针头、抢救物品（同气管插管术）。

②麻醉体位：患儿仰卧，用1个小枕垫在上背部，头转向对侧，这样可使胸锁乳突肌和血管向前移位，使颈椎横突暴露明显。

③操作步骤：在颈部侧面平C4横突处穿刺，沿中斜肌的肌沟向上移，若有骨性感，表示针尖已触及横突，注射药液宜缓慢，并反复回抽。在穿刺C2、C3横突处，注药方法相同。

（3）注意事项

①药物误注入硬膜外腔或蛛网膜下隙，可引起高位硬膜外阻滞或全脊髓麻醉。

②每次注药前要回抽，以防局麻药注入血管内。

③每次注药量不要超过极量，以防局麻药毒性反应。

3. 特殊护理配合

（1）麻醉前建立静脉通道，以备麻药误入血管内引起局麻药毒性反应的急救。

（2）准备好急救用具及药物，如面罩、口咽通气道、咽喉镜及气管导管、阿托品、肾上腺素及麻黄碱（麻黄素）等。

（3）遇有麻药毒性反应时，应快速配合麻醉医生，保证呼吸道通畅，维持血压的稳定，按医嘱给药。

（五）椎管内麻醉

1. 蛛网膜下隙组织　将局部麻醉药注射于蛛网膜下隙，使脊神经根，背根神经及脊髓表面部分产生不同程度的阻滞，其主要作用部位在脊神经根和后根，简称脊麻。

（1）局部用药　2%利多卡因、麻黄碱、罗哌卡因。

（2）麻醉方法

①准备蛛网膜下隙穿刺包1个。

②穿刺点用2%利多卡因做皮内、皮下和脊间韧带逐层浸润。

③将穿刺针在棘突间隙中点、与患儿背部垂直、针尖稍向头侧做缓慢刺入，当针尖穿过黄韧带时，有阻力突然消失"落空"感觉，继续推进时常有第二"落空"感，提示已穿破硬膜外与蛛网膜下隙，见脑脊液流出，此时可注药。

（3）麻醉体位

①高位穿刺：取侧卧位，护士站在患儿腹侧面，协助患儿屈躯、两手抱膝，大腿贴近腹壁，头尽量向胸部屈曲，腰背部向后弓成弧形，使棘突间隙张开，便于穿刺；背部与床面垂直，并平齐手术台边缘，避免前俯或后倾，以利于穿刺操作。

②坐位穿刺：坐靠于手术床边，双手搭在手术托盘上，护士站于前侧方，以防意外情况发生。

③采用重比重溶液时，术侧置于下位；采用轻比重溶液，术侧置于上方。

④鞍区麻醉取坐位，因蛛网膜下隙阻滞脊神经后，可引起一系列生理紊乱，其程度与阻滞平面有密切的关系，平面越高，扰乱越明显。因此必须特别注意平面的调节，配合麻醉医生密切观察病情变化，注意呼吸、血压变化，并及时处理。

（4）并发症

①血压下降：最常见的并发症。与麻醉平面升高，交感神经阻滞，血管扩张回心血量减少，心排血量降低有关。预防及处理：术前快速静脉给予500～800ml液体；调整体位，制止麻醉平面过度升高；给予血管收缩药；抬高双下肢增加回心血量。

②呼吸抑制：常因麻醉平面过高，肋间神经，甚至膈神经受到不同程度阻滞所致。立即抬高床头、给予吸氧，如通气量不足应以面罩进行辅助呼吸，必要时给予气管插管机械通气。

③恶心呕吐：因交感神经阻断、迷走神经亢进及牵拉内脏所致。亦常与血压下降有关。预防及处理：维持血压稳定；给予镇吐药；暂停牵拉内脏。

④头痛：发生率为3.5%～11%，好发于女性，可在注药后立即出现或发生在6～12小时之后。表现为前额跳动性头痛或顶骨痛，持续数天或数星期，可伴耳鸣、恶心、畏光，在直立位更明显。主要由于脑脊液渗漏，压力改变所致。预防及处理，使用管径较细的腰椎穿刺针；术前大量静脉补液；术后平卧6～8小时。若头痛发生，平卧休息24～48小时，镇静、镇痛，大量静脉补液，可自行缓解。

⑤背痛：由于腰椎穿刺损伤或长时间仰卧，造成背部过度负荷所致，可自行

缓解。注意穿刺操作轻柔，术中随时提醒刷手护士或手术医生勿将手术器械置于患儿身体上。

⑥尿潴留：麻醉药阻滞感觉及交感神经，导致膀胱张力减弱，引起尿潴留。术中术后监测尿量，若患儿无法自行排尿就导尿。

⑦下肢麻痹或肌肉无力：原因有神经损伤，穿刺部位污染。注意严格无菌操作，穿刺轻柔，注药缓慢。

（5）注意事项　脊麻的麻醉作用起效快，麻醉部位血管扩张，影响有效循环量，加之术前禁食患儿有一定量的体液不足，因此麻醉后患儿病情变化较快，应首先做好静脉穿刺，保证液体的输注，保证抢救通路。

2. 硬膜外腔阻滞　将局麻药注射于硬膜外间隙，阻滞脊神经根，使其支配的区域产生暂时性麻痹，简称硬膜外麻。

（1）局部用药　2％利多卡因。

（2）麻醉方法

①准备硬脊膜外穿刺包。

②穿刺点用2％利多卡因做皮内、皮下和棘间韧带逐层浸润。

③用15号锐针刺破皮肤和韧带，接上盛有生理盐水的玻璃管，继续缓慢进针。一旦突破黄韧带，有阻力顿时消失的"落空感"，同时玻璃管内的液体一般会因为硬膜外腔的负压被吸入，回吸无脑脊液，推药注射毫无阻力，即表示针尖已进入硬膜外间隙。

（3）麻醉体位　同蛛网膜下隙阻滞麻醉。

（4）并发症

①全脊麻：为最严重的麻醉意外事件，因大量局麻药误入蛛网膜下隙所致。表现为呼吸困难，甚至呼吸停止，血压剧降甚至心跳停止。必须争分夺秒地进行有效的人工呼吸、维持循环、大量输液、给予适量升压药，如抢救及时多能缓解。

②血压下降：最常见，多发生于老年人、体弱、血容量不足等患者行阻滞胸段脊神经根时。处理方法为控制药量、合理使用升压药、吸氧和辅助呼吸等。

③呼吸抑制：常发生于颈段和上胸段神经根阻滞麻醉，预防措施为严密观察呼吸做好辅助呼吸的准备。

④其他：硬膜外导管折断或扭结、脊神经根损伤等。

3. 护理配合

（1）协助摆放麻醉体位，并在床旁照看，防止坠床。

（2）穿刺时应观察患儿的面色、表情、呼吸及脉搏等变化，发现异常，及时告知麻醉医生。

（3）穿刺完毕，协助患儿恢复仰卧位。

（4）用约束带固定患儿四肢，防止坠床。

（5）药物注入蛛网膜下隙，可引起全身脊髓麻醉；穿刺误入血管内可引起局麻药毒性反应，出现并发症。

因此，应树立麻醉前先建立静脉通道后穿刺的概念，保证意外情况下液体能及时输注、保证抢救用药通路，能快速配合麻醉医生保持呼吸道通畅、维持血压的变化等。

二、全身麻醉

全身麻醉简称全麻，是指麻醉药进入体内产生中枢神经系统抑制，进入意识消失的一种状态。理想全麻是在不严重干扰机体生理功能的情况下，达到意识消失、镇痛完善、肌肉松弛、神经反射迟钝的状态。这种抑制是可逆的或可控的，手术完毕患儿逐渐清醒，不留任何后遗症。全麻可分为吸入全身麻醉、静脉全身麻醉、复合全身麻醉、基础全身麻醉 4 种。

（一）气管插管全麻的护理配合

气管插管全麻成功的关键在于物品准备充分、体位摆放合适、选择用药合理以及医护人员默契配合。

1. 协助医生准备，麻醉用品，如吸引器、心电监护仪、抢救药品及胶布等；去枕，协助患儿头向后仰，肩部抬高。

2. 全麻诱导时，由于患儿最后丧失的知觉是听觉，所以当开始实施麻醉时，应关闭手术间的门，维持正压，停止谈话，室内保持安静；行气管插管时，患儿可能会有咳嗽和"强烈反抗"，护士应床旁看护，给予适当约束和精神支持，避免发生意外伤；外科麻醉期，护士应再次检查患儿卧位，注意遮挡和保护患儿身体暴露部位。

3. 急诊手术患儿可能在急性发病前或事故发生前刚进食、进饮，应仔细询问，以供麻醉方式的选择；若必须立即全麻手术，应先插胃管将胃内容物排空，此时巡回护士应备好插管用物，协助麻醉医生插管。

4. 若只有一位医生实施全麻操作，巡回护士应协助医生工作，面罩吸氧、患儿咽部局麻药喷雾，快速插管时静脉推注肌松药，插管时协助显露声门、固定导管等。

5. 插管过程中要注意以下几点。

（1）保证喉镜片明亮，特别是在快速诱导致呼吸肌松弛，需迅速插入气管导管接通氧气。

（2）固定气管插管时，应先安置牙垫再退出喉镜，防止患儿咬瘪导管致通气障碍。

（3）正确判断气管插管位置，护士可在患儿胸前按压1~2下，辅助麻醉医生用面部感触气流或用听诊器试听双肺呼吸音，确保在气管中，避免导管插入过深进入支气管妨碍肺通气。

（4）注入气管导管套囊内空气5~8ml。气压过大，可压迫气管导管使管腔通气变小，也可压迫气管黏膜导致坏死。

6. 气管拔管时，麻醉变浅，气管导管机械性刺激，切口疼痛、吸痰操作等，使患儿肾上腺素能神经过度兴奋、血管紧张素-醛固酮系统失衡致血浆肾上腺素浓度明显升高。因此，拔管过程中要注意监测血氧饱和度、血压、心率变化，给予相应的拮抗药物；吸痰动作要轻柔，减少刺激，保持患儿略带俯倾的侧卧位，易使分泌物排出，防止误吸；苏醒期患儿烦躁不安，护士要守在床旁，上好约束带，若患儿未能彻底清醒，应在复苏室观察，带生命体征平稳后方可送回病房。

7. 护送患儿回病房时，仍应交代护士监测呼吸、血压情况，防止由于麻醉药和肌松药的残余作用，复苏后下颌松弛造成的上呼吸道梗阻或由于腹部手术后切口疼痛、腹部膨胀、腹带过紧造成的呼吸困难致呼吸停止。

8. 若为浅全麻复合硬膜外阻滞麻醉时，体位变动多，应向患儿作必要解释，以取得配合；同时，加强体位护理，防止摔伤。

（二）常用静脉麻醉药

1. 咪达唑仑（咪唑安定）

优点：无镇痛，对呼吸、循环有轻度的抑制，是目前临床中最常见的镇静药。

2. 丙泊酚（异丙酚） 是一种新型超短效静脉麻醉药。

优点：起效迅速（30~40秒），时效短（1~2分钟），苏醒完全，有遗忘作用，无蓄积。

缺点：产生呼吸、循环剂量依赖性的抑制，无镇痛作用，静脉刺激性强，注射疼痛，易导致脂代谢紊乱。主要与芬太尼等复合维持麻醉，因作用时间短，通常采用静脉持续泵入。

3. 氯胺酮 属非巴比妥盐酸药物。

优点：该药诱导迅速静脉注射30秒起效可维持6~10分钟；肌内注射2~4分钟起效，可维持12~25分钟，镇痛效果好，有遗忘作用和支气管扩张作用。

缺点：无肌肉松弛作用，增加唾液分泌，因交感神经兴奋作用而致血压升高、心率增快、颅内压增高。在麻醉恢复期，出现精神异常、噩梦、幻觉、谵妄及精神狂乱等现象。临床中常用于小儿基础麻醉，短小手术。麻醉前使用地西泮或咪达唑仑可减少精神上不良反应的发生，在麻醉恢复期，尽量减少对患儿的刺激，保持安静，同时注意保护患儿，防止坠落、损伤。

4. 芬太尼　为阿片类镇静药，镇痛作用强，起效快（1~2分钟），作用时间短（20~40分钟），对心血管功能影响小。但有剂量依赖性的呼吸抑制作用，引起心动过缓。在临床麻醉中广泛使用，也是术后镇痛的主要药物之一。

5. 神经肌肉阻滞药　又称肌松药，诱导时使用能减少气管插管时的反射，以利气管内插管；术中使用可产生理想的肌肉松弛作用，以利于手术顺利进行。临床上常使用的有去极化和非去极化肌松药两大类。

（1）去极化肌松药　首次注射后在肌肉松弛作用出现前一般有肌纤维成束收缩，作用快（1分钟内），维持时间短（3~5分钟）。常用的有琥珀胆碱，其不良反应较多，如肌痛、一过性血清钾增高、眼压、颅内压增高，反复使用引起二相阻滞，肌松作用难以恢复等。故烧伤、神经肌肉有病变或高血钾的患儿禁用。临床中常用于急诊手术或饱胃患儿需快速诱导插管时，一般不用于麻醉维持期。

（2）非去极化肌松药　阻断冲动自神经传达至肌肉，肌松前无肌颤发生。作用较快（3~5分钟），维持时间长，安全性高。手术中能维持良好的肌肉松弛程度，可缩短手术所需时间及减少其他全身麻醉药的用量。常用的有阿曲库铵、维库溴铵等。

第二节　婴幼儿麻醉护理

近10年中，婴幼儿麻醉在临床上明显的变化包括：术中监测技术的提高；新的吸入麻醉药，新的静脉麻醉药，新的镇静药，新的阿片类药，新的肌松药，新的局麻药以及其他新的辅助用药（如艾司洛尔、EMLA、双氯芬酸、恩丹西酮等）的出现；对新生儿疼痛感知机制认识的提高及围术期镇痛管理的发展，对禁食常规的重新评价。

一、基本原则

（一）麻醉准备

新生儿期的麻醉通常属于新生儿急症。为降低这些疾病的术中和术后并发症发生率，要求对新生儿尽快在适宜状态下实施手术。通常有可能允许手术延迟几小时，以纠正水、电解质紊乱和（或）低血容量。如能在出生前发现需要手术治疗的畸形，就容易做到在适宜状态下进行治疗。在这种情况下，将产妇送到有新生儿复苏中心和小儿外科医师的产科医院，是最好的解决办法。如果产妇不能转送，则在出生时应有复苏和转运人员在旁守候。改进立即收治方式能使某些疾病的并发症发生率和病死率显著降低。了解产妇既往病史，特别注意产妇有发热和无明确原因的羊水变色，可发现怀疑有母婴感染的新生儿。采取新生儿血标本做细菌学检查有助于确诊。

1. 术前状况的纠正 新生儿麻醉前准备应在 ICU 或直接在手术室内进行，手术前应有良好的准备。准备的目的在于使血流动力学状况尽可能接近正常，和开始纠正严重的水电解质紊乱及酸中毒，使 PaO_2 及 $PaCO_2$ 维持在正常限度内，必要时使用辅助呼吸。尤为重要的是，放置胃管，开放静脉通道，对麻醉诱导时可能发生低血容量危险的婴幼儿在术前开始补液。为补充血容量常采用 20% 白蛋白 10~20ml/kg，用生理盐水或新鲜冷冻血浆稀释 1 倍。手术前应准备好足量的新鲜冷冻血浆和红细胞悬液，麻醉诱导前应安置好所需的监测仪器。最后，如新生儿已作气管插管，应摄胸片以确定气管导管的位置是否准确，并了解肺部情况。

2. 手术室准备 手术室护士应为婴幼儿手术特别是新生儿手术做特殊准备，最主要的问题是预防体温的下降。因为在对新生儿处置或进行术前准备时有时体温下降很快。手术室的温度提前设置到 26~32℃，并保证在麻醉操作和手术期间维持室温在此范围内。最好的解决方法是采用辐射台作为新生儿手术台，辐射台配备加热设备，通过辐射灯对新生儿进行垂直加温，在整个手术操作过程中维持患儿体温，并可旋转以进行 X 线摄片。这种开放式保温台应可使手术区有充分的照明。这种辐射加热保温暖台可在手术过程中维持体温，尤其适用于新生儿手术术前准备。进行 X 线摄片不必再次搬动婴幼儿，只需利用保温箱下面的手柄即可。维持患儿体温的方法还有铺置加温毯、非手术区域保暖、液体加温仪、吸入气体加温等。手术室的准备还应包括：①检查麻醉用通气机、环路、通气用器材（250ml 或 500ml 的呼吸囊）和插管用具（新生儿通常用直型喉镜片，0 号供早产儿用，1 号供足月儿用，配有合适接头的内径 2.5mm，3.0mm，3.5mm 的气管内导管）。②准备输液泵或恒速注射器，使输液和血液制品剂量更为准确；③准备好监测设备，校准并预热皮肤电极，适合小儿身材的血压计袖带，体温监测探头；④在缺乏特殊化验结果时，可准备含电解质的 5% 葡萄糖，随时可用的红细胞悬液或 Rh 阴性 O 型全血，Rh 阴性 AB 型新鲜冷冻血浆和白蛋白（20%）。

（二）麻醉方法

1. 气管插管 新生儿手术不论时间长短都需要气管插管。新生儿舌体大，会厌位置高而靠前，头较大且枕部突出，都给维持呼吸道通畅造成困难。而且，面罩及麻醉环路造成的无效腔较大，给麻醉时维持足够的通气带来困难，在用面罩通气时造成胃内气体增加，也可使通气受累，因腹腔压力增加可影响膈肌活动。

2. 控制呼吸 原则上新生儿应采用控制通气。由于呼吸肌容易疲乏、胸廓顺应性大、氧耗量高，都使新生儿在麻醉时难以维持足够的通气。除这些因素外，还有麻醉药的不良反应和全身麻醉引起的功能改变，尤其是功能残气量下降和呼吸肌张力抑制。对新生儿要采用合适的通气机，能够输出很小的潮气量，提高呼吸频率，给予不同的终末正压，不同的吸入氧浓度，有空气-氧混合装置，配有婴幼儿用环路和可调的报警装置。Siemens Servo 900C 和 900D 型呼吸机是目前最适用于婴幼儿的装备。环路中同样也应有加热装置，因为人工鼻并不能使吸入气体加温，人工鼻只适用于短时间通气。

3. 麻醉诱导 麻醉诱导和气管插管难以分开。如果新生儿血流动力学稳定，无肺部疾病，且估计插管无困难时，可采用常规麻醉诱导。麻醉诱导可通过面罩吸入氟烷（或异氟烷），或在有静脉通道时，采用静脉硫喷妥钠（2～5mg/kg）或氯胺酮（1～3mg/kg）。在给予维库溴按（60～80μg/kg），或阿曲库铵（0.25～0.35mg/kg）后，气管插管可顺利实施，为保证血流动力学的稳定，诱导时使用氟硝安定（20～30μg/kg），维库溴铵及芬太尼（5～10μg/kg）尤为满意，对所有呼吸功能受累的病例，当气管插管可能有困难或新生儿状态不稳定时，多数麻醉医师主张在静脉给予阿托品（10～20μg/kg）后作清醒插管，由于在插管时保留自主呼吸，此法最为安全。对新生儿采用经鼻气管插管，这样气管导管固定牢，可避免移位，出生时气管长 4cm，气管导管的位置如稍微不当，就会很快影响通气。

4. 麻醉维持 麻醉药的选择取决于新生儿的状况，如手术类型、手术时间，以及麻醉药对新生儿不良影响的程度。有两点需特别提出：一是挥发性全麻药和硫喷妥钠的 MAC 随年龄有很大差异，早产儿明显减低；二是现在已知新生儿可以感受到疼痛，手术应激反应可表现出内分泌激素反应。因此，必须保证充分的镇痛以减少术后并发症的发生率。

根据以上两点，新生儿全麻需确保意识消失，镇痛完善，并达到足够的肌松，为满足这些条件所需的含卤全麻药浓度较高。而在使用时可伴有明显的心肌抑制，同时对新生儿肺功能有害，故宁可采用其他麻醉方法。根据上述理由，氟硝安定、非去极化肌松药和芬太尼的联合使用是新生儿麻醉最常用的组合。氧化亚氮由于肺部病变或因有消化道畸形存在而禁用。

应指出，除了根据小儿体重制定的基础摄入量外，根据外科创伤严重程度制定的摄入量往往理论上意义大于实际意义。由于第 3 间隙较大和外露肠曲面积相对大，新生儿腹腔手术期摄入量常需很大，特别是早产儿更是如此，同样判断手术期输血指征的血红蛋白限值，也与成人有很大不同，血红蛋白急性降低至10g/L 或更低，就要求输血。

（三）监测

适合新生儿期的非创伤性监测的发展，改变了新生儿麻醉。全麻时由于小儿体型小，临床检查能提供的资料特别少。至少应采用自动血压计、血氧合监测和体温监测，当然还包括心电图和心前区听诊器。麻醉诱导前应安置好所有监测。血压表袖带应适合上臂的周径，适用于新生儿的袖带有 4 种型号。通过经皮氧电极和（或）脉搏氧饱和度测定仪，可监测血氧合状况（理想的是同时用这 2 种仪器）。经皮氧电极可准确地反映 PaO_2，特别对新生儿更是如此，不仅能发现低氧血症，也可以发现高氧血症，但在外周血流动力学改变时准确性较差。脉搏氧饱和度监测仪无须校准和预温，但不能发现高氧血症，在外周血流动力学不稳定时准确性也下降。经皮氧电极可置于上胸部，每 3 小时需换一次位置，以避免皮肤烧伤。脉搏氧饱和度探头可放在手掌或脚掌，新生儿放置耳垂探头很困难。新生儿应常规监测体温。

在创伤性监测中，直接记录动脉压曲线的监测可以提供血流动力学的基本状况。对新生儿的较大手术，可试作桡动脉置管（22 号）以监测动脉压。在新生儿期经皮置管常有困难，尤其在血流动力学不稳定时更是如此，因此建议对麻醉新生儿在补充血容量后进行。动脉置管便于抽取血标本。为了防止导管阻塞，可给予肝素溶液滴注（浓度：lU/ml，滴速：1 或 2ml/h）。

（四）术后监测

术后监测应在专门的病房进行，大部分患儿应在手术结束后至少给予辅助通气几小时，理由与术中应给予辅助通气的理由相同。此外，还应加上麻醉药残余作用和手术本身对通气功能的不良影响。特别应提出麻醉性镇痛药的消除半衰期在新生儿变异很大，尤其在有腹部病变时可显著延长。吗啡类药物与年龄和腹部疾病有关的分布容积增加，以及其清除率的减少，说明芬太尼和阿芬太尼在新生儿的消除半衰期延长有时非常显著。此外，所有伴有原发性腹胀的外科疾病或由于肠管还纳到腹腔而继发的腹胀，都将伴有术后肺的总顺应性明显下降。对所有这类患儿，术后应给辅助通气。最后，出生时对呼吸的中枢性控制常不成熟，尤以早产儿为然，而大多数麻醉药都对呼吸中枢有抑制作用。因此，手术后呼吸暂停的危险很大。所有这些理由都要求在术后阶段对早产儿给予辅助通气，同时应给予有效的监测。这些监测包括心率（报警低限为 100 次/分）、动脉血氧饱和度和血流动力学指标。根据临床及生物学指标补充血容量。在术后几小时糖耐量低，可用 5% 葡萄糖盐水补充基础需要。应定时用血糖试纸测血糖，因为几小时后常可见低血糖表现。因而糖摄入量应加以调整。新生儿的孕龄越短，这类低血糖出现越快。应根据电解质检查结果，适当补充水与电解质，但应将额外丢失量特别是消化道丢失计算在内。

（五）婴幼儿全身麻醉护理

1. 麻醉准备期的护理 对于婴幼儿来说，与父母分离进入手术间，面对陌生的环境和陌生的医护人员，心理的巨大恐惧对当时神经内分泌的紊乱及今后精神心理的发育都有不可忽视的影响。在国外某些儿童医院，每个手术间都有相邻的麻醉诱导室，允许父母陪伴小儿直至麻醉诱导完成、小儿意识消失。父母离开后，再继续完成气管插管等其他步骤。但明显焦虑的父母不适于陪伴患儿，他们的焦虑和紧张会传染给小儿，加重患儿的紧张。

手术室护士在接入患儿前与麻醉医师沟通，患儿应在所有麻醉设备及药品准备齐全以后进入手术间，以减少患儿诱导前和父母分离的时间以及麻醉等待时间，减轻心理恐惧。

喉镜镜片、气管导管、口咽、鼻咽通气道应与婴幼儿的个头相适应，气管插管管芯、吸引器管路也是诱导前必须准备好待用的。管芯和吸引器常常在麻醉诱导出现意外情况时的处理中举足轻重。多数意外的困难插管情况可以通过管芯塑形气管导管来帮助导管插入气管。诱导时出现呕吐、胃内容物反流，负压吸引装置可以及时避免造成严重后果。

麻醉药品抽好后及时标注明显标记，无菌盘中抽取的药液的计量最好是预给予患儿的计划量，以避免因疏忽过量给药。液体的输注使用婴幼儿专用输液滴壶或输液微量泵，防止液体输注过量。

诱导时，监测患儿的各项生命体征十分重要，婴幼儿在哭闹时监测的血压、心率肯定不能代表其基础值，有些患儿对于诱导前安放监测电极十分恐惧，对于这种情况可以等患儿意识消失后再安放。但对于病情较重的患儿，必须在麻醉诱导前把各项监测连接好。

2. 麻醉诱导期护理 麻醉诱导对于婴幼儿手术十分重要，麻醉诱导技术按给药途径分为吸入、静脉、肌肉、直肠、鼻黏膜或舌下方式。

（1）吸入诱导 通过面罩吸入诱导是小儿麻醉最常应用的方法。对大多数小儿，这种方法应用方便、诱导快速，具有无创伤、无疼痛等特点，它比静脉穿刺更易被小儿接受。10个月以前的婴儿一般不认人，可以不给术前药，很容易与其父母分离，抱进手术间进行吸入诱导，学龄前的婴幼儿则往往必须给予术前药才可能与医生合作。较大的患儿（>6岁）多数可能听话，在医生的耐心说服下接受难闻的麻醉气体吸入。对这种小儿，当让他在肌内注射（或静脉穿刺）与吸入面罩之间进行选择时，他们总是选择吸入面罩。

清醒患儿被带进手术间后，一般都比较配合，但往往会受到那些说话声音大、表情严肃的医护人员或无影灯的强光等意外事物的惊吓。所以护士要不断安慰患儿，使其确信所有都很正常，没有什么会伤害他。手术间应保持安静，大声说笑会使小婴儿惊恐，较大儿童则会误认为被嘲笑。患儿意识未消失前在其身上安放监护设备（血压袖带、听诊器、ECG 电极、脉搏氧饱和度探头等）也会使某些患儿感到不安。常常会有些婴幼儿愿意坐着，不愿躺在手术台上，可允许其坐在手术台床上背靠麻醉医生或护士进行诱导。

某些小儿可能对面罩的样子和气味极度紧张，甚至在没有通入麻醉气流时就拒绝面罩，采用某些其他措施有可能缓解这种情绪反应。在面罩上涂抹水果香味的唇膏似乎有助于某些小儿接受面罩，多数小儿可能更喜欢泡泡糖的香味。透明面罩可以减小其恐惧感。麻醉医师及护士都在面部放上面罩，有助于小儿对面罩的认同。可允许小儿自己用手扶着口鼻上方的面罩，不要突然把面罩放在小儿脸上。对极度紧张的小儿，最好开始不用面罩，只是用回路把麻醉气体吹向患儿面部。对较大的患儿，可以要求患儿用口呼吸以降低对气味的感受，通过面罩进行呼吸。患儿呼吸麻醉气体时，让他（她）看着呼吸囊的起伏，鼓励患儿把尽力呼吸囊吹大，有助于加快麻醉诱导。

当患儿进入嗜睡时，就会闭上眼睛，身体放松不动，但其意识丧失是一个逐渐的过程，这时可能仍能清楚听见周围的声响，当患儿开始迷糊发晕时，他的内心恐惧可能会增大。这时的漂浮感会使他觉得自己身体向天上飘走，感到被人遗弃，无依无靠。为了预防这种感觉，巡回护士应确保保持与患儿直接接触，使患儿感到有人扶着自己或手被人紧紧拉着。

对麻醉医师和手术室护士来说，最重要的是必须清楚患儿麻醉诱导的早期症状。第一个症状一般是眼球震颤，接着眼睛闭上，呼吸减慢、规则并加深，然后呼吸变得浅快，患儿安静不动。要等到患儿对声音无反应，眼睑反射消失，才可以搬动患儿，做体位安置或其他项目的操作。

（2）静脉诱导　静脉麻醉诱导主要用于较大的患儿，特别是那些已有静脉输液通道的患儿，以及饱胃需快速诱导的患儿。和成人一样，婴幼儿通过静脉诱导具有简单、快速、无使用面罩及吸入药气味的不愉快感觉等优点。其主要缺点是由于婴幼儿对针的恐惧使静脉穿刺困难。现在已有 EMLA（一种用于皮肤止痛的局麻乳膏），EMLA 是利多卡因与丙胺卡因的低熔混合物霜剂，涂抹在皮肤上后，可消除针头穿刺进入皮肤时的疼痛。目前还有静脉显像仪，利用静脉中去氧血红蛋白、周围组织对近红外光的吸收不同，将信息经过光电转换和图像处理，最后将静脉清晰的显示在屏幕上，帮助医护人员顺利进行静脉穿刺，可显著提高静脉的穿刺成功率，缩短静脉穿刺时间。缺点是价格昂贵，还没有普及推广。目前提高和培训护理人员穿刺技术还是首选。

国外由于强调避免引起小儿疼痛，而多采用吸入麻醉诱导，所以国外患儿静脉麻醉诱导不如在成人麻醉中用得普遍。但静脉诱导也是婴幼儿麻醉技术的重要手段之一。目前，可以在 EMLA 的作用下，无痛性穿刺静脉放入导管针，然后注入药物，比强行肌注或强行把面罩放在患儿脸上更容易被患儿接受。

手背、桡静脉、隐静脉及足背其他静脉都可作为静脉穿刺的部位，腕前侧的静脉穿刺后不好固定，并且特别痛，同样，头皮穿刺也格外疼痛，只应作为最后的选择。

静脉穿刺时，应等待皮肤上消毒酒精干了以后，再进行穿刺，以避免酒精对穿刺口的刺痛。应在静脉穿刺一个小时前涂上 EMLA，将 EMLA 涂在拟穿静脉的表层皮肤上，并用密封膜盖在 EMLA 上面以免活动时被擦掉。最好用 EMLA 分别在两个肢体各一处静脉穿刺的皮肤准备。一般 8 岁以上的小儿更愿意静脉诱导，因为面罩捂在脸上，易产生一种莫名的恐惧。

除非预计有大出血，一般患儿用 22 号套管针，较大患儿用 20 号套管针，就可满足择期手术的液体补充。对婴儿，可以用 24 号套管针，但输血则要用 22 号套管针。

最常用的是硫喷妥钠及丙泊酚（异丙酚），小儿按千克计算比成人量大，新生儿及危重患儿用量较小。虽然硫喷妥钠并不是一种理想的静脉麻醉药，但它也没有大的缺点，因而长期以来，它被作为标准的诱导药物。目前还没有哪个新药能代替它。丙泊酚作用消失快，没有残余效应；认知能力恢复好，所以被作为短小手术的首选麻醉用药。丙泊酚与硫喷妥钠的药理特性相似，但恢复时间更快。

（3）肌内注射诱导 肌注诱导麻醉的主要好处是麻醉诱导过程方便快速。国内基层医院婴幼儿麻醉诱导多数情况一直沿用该法。过去肌内注射硫喷妥钠，现在主要肌注氯胺酮。国外不提倡应用肌内注射，主要是避免肌注引起的疼痛，减少对婴幼儿的心理创伤。但对于固执任性、拒绝面罩、拒绝静脉穿刺的患儿，也只能采用肌注麻醉诱导。肌注氯胺酮对婴幼儿心血管无抑制作用，对低血压（低血容量）患儿和有先心病或估计其他诱导方法易发生低血压的患儿，氯胺酮的心血管兴奋作用具有显著优势。氯胺酮的另一独特优点是患儿意识消失后对呼吸无抑制，呼吸肌不会松弛，舌根无后坠，呼吸道反射存在。对于饱胃患儿也常采用氯胺酮诱导。氯胺酮用量 3mg/kg 能使小儿变得迟钝、反应淡漠，有利于吸入诱导或静脉穿刺；8mg/kg 达到麻醉手术期。肌注氯胺酮后 30~45 秒，患儿意识消失。

氯胺酮肌注用量对婴儿常出现较大个体差异，有的常规麻醉用量患儿不出现明显嗜睡而需要很大剂量才能麻醉，有的较小剂量就出现麻醉表现。虽然氯胺酮会刺激呼吸，但也可能发生严重的呼吸抑制。肌注缺点是注射性疼痛，外周循环不好的患儿药物吸收慢。对上呼吸道感染患儿不宜应用氯胺酮，因为它增加分泌物，可能诱发喉痉挛。

3. 麻醉的维持期护理 麻醉维持期是指从建立麻醉（诱导完成）到停止麻醉（患儿清醒）这段时间。主要提供手术医师及患儿适当的手术或特殊检查治疗条件，达到患儿意识可逆转性消失（遗忘、无痛），保持自主神经系统稳定，器官功能正常，应激反应适当抑制，水、电解质及酸碱平衡，血液丢失得到及时补充；通过体位使手术区暴露充分，肌松使手术视野平稳，控制性低血压使手术出血少等。无论是麻醉诱导还是麻醉苏醒期，患儿机体状态的变化和麻醉药物对心血管的作用影响剧烈，患儿易出现躁动、喉痉挛等并发症，因此无论麻醉医师还是手术室护士都一定要守在患儿身边不能离开，防止意外的发生。

（1）提高护理人员的穿刺技能，迅速建立静脉通路，连接输液用三通接头，便于静脉给药。

（2）连接负压吸引装置，准备好抢救的药品和器材。

（3）体位固定，及时对患儿的肢体进行妥善固定，不宜过松（起不到固定作用）也不宜过紧，以免影响肢体的血液循环。

（4）麻醉诱导及插管时，备好吸引装置，站在患儿的右侧，密切关注插管情况，随时准备抢救，直至插管固定，连接好呼吸机。

（5）患儿进入手术间后，及时关闭手术间门，保持室内安静。

（6）密切观察麻醉维持期手术患儿的生命体征。患儿在术中各项管路是否保持通畅，包括静脉通路、气管插管、尿管等。

（7）麻醉苏醒期，一定要守在患儿身边不能离开，防止患儿坠床等意外发生。拔管时应避免在呛咳或挣扎状态下拔管，以免发生喉痉挛。

（孙　阳　熊　岩　汤静娜）

第四章 婴幼儿外科手术配合

第一节 普外科手术配合

一、甲状舌骨囊肿和瘘管切除术

先天性甲状舌骨囊肿和瘘管又名颈前正中囊肿和瘘管，是在甲状腺发生过程中，甲状舌管未退化或未完全退化消失而产生的。多见于小儿和青年，可发生于自舌盲孔至胸骨上切迹之间的任何部位，甲状舌瘘管的内瘘口位于舌盲孔，外瘘口在颈前正中线上或稍偏一侧。囊肿位于舌骨下方时，连接囊肿和舌盲孔之间的瘘管可经舌骨前、舌骨内或舌骨后走行，以从舌骨后走行者多见。

【适应证】甲状舌骨囊肿或瘘管局部有炎症感染者。

【麻醉方式】气管插管全身麻醉。

【手术切口】以囊肿为中心做横切口，如有瘘管则围绕瘘口做横梭形切口。

【手术体位】仰卧位，头部后仰。

【手术用物】

1. 敷料 敷料包。

2. 器械 基础器械。

3. 特殊用物 亚甲蓝、4#慕丝线、不可吸收缝合线。

4. 仪器设备 高频电刀。

【手术步骤与配合】表 4 − 1 − 1。

表 4 − 1 − 1　甲状舌骨囊肿和瘘管切除术手术配合

手术步骤	手术配合
1. 常规消毒铺单	递海绵钳夹持 0.5% 碘伏纱球消毒皮肤，协助铺单
2. 切口	在囊肿最隆起处，做与皮纹一致的弧形横切口，如有瘘管则围绕瘘口做横梭形切口，递拉钩牵开上、下皮瓣，暴露舌骨周围诸肌
3. 暴露囊肿及分离瘘管	递弯钳，纵行分离胸舌骨肌，暴露出囊肿包膜。为确定瘘管的行程及深度，由瘘管口或囊肿内注入亚甲蓝，递组织钳，抓住囊肿或瘘管的皮肤开口向舌骨方向分离

续表

手术步骤	手术配合
4. 切除舌骨囊肿或瘘管	分离至舌骨体时，仔细检查管道盲端是否止于此处，若止于此处则将瘘管与囊肿一并切除。若管道绕舌骨上升，则应在舌骨中线两侧各0.7~1cm处切断，去除1.5~2cm长的舌骨。沿中线剪开舌骨舌肌，顺瘘管向舌体深部分离至舌根。此时示指伸入口内将舌根盲孔推向前下，在手术野后方可见一突起点，此为瘘管的终点，4#慕丝线结扎递组织剪将瘘管剪除，以不可吸收缝合线缝合舌盲孔处缺损
5. 缝合切口	清点用物，安置橡皮引流条，不吸收线缝合舌骨肌间隙，吸收线逐层缝合皮下组织和皮肤

【注意事项】

1. 术前一日访视患儿，了解患儿病情及基本身体状况。
2. 饮食以清淡食物为主，保持口腔清洁。
3. 选择合适的小儿负极板，选择肌肉丰富处。
4. 术前30分钟调节手术间温度。

二、肠套叠复位术

肠套叠是指近端肠段及其肠系膜套入远端肠腔，导致肠梗阻的一种婴幼儿常见急腹症。在我国发病率较高，占婴儿肠梗阻的首位。

【适应证】 小儿肠套叠患者。

【麻醉方式】 气管插管全身麻醉。

【手术切口】 右中经腹直肌切口或右正中旁切口。

【手术体位】 仰卧位。

【手术用物】

1. 敷料 敷料包。

2. 器械 小儿开腹基础器械。

3. 特殊用物 15#刀片、电刀笔、3-0圆针可吸收线、3-0圆针慕丝带线针、5-0 PDS Ⅱ、20cm×30cm无菌手术贴膜、10cm×10cm无菌手术敷料贴、一次性尿管、引流袋、5ml注射器、20ml注射器。

4. 仪器设备 高频电刀。

【手术步骤与配合】 表4-1-2。

表4-1-2 肠套叠复位术手术配合

手术步骤	手术配合
1. 常规消毒铺巾	递海绵钳夹持0.5%碘伏纱球消毒腹部术区皮肤2遍。常规腹部铺单。递纱巾拭干术区皮肤，20cm×30cm无菌手术贴膜覆盖术区

续表

手术步骤	手术配合
2. 由第 11 肋骨尖向内达 2 横指切开皮肤，皮下组织逐层进腹	递15#刀片切开皮肤，递干纱布 2 块于切口拭血，递电刀、无损伤镊切开止血
3. 常规剖腹后探查腹腔，观察肠套叠部位	递腹腔拉钩暴露手术野
4. 缓级挤压套叠处近端，将套入部分级级挤出。若已复位的肠管有撕裂行修补	递湿纱巾包裹肠管，递 5 - 0 PDSⅡ行肠管修补
5. 如发现肠管出现肠壁水肿、淤血，浆肌下出现小块出血或黑点区，行热敷	递热盐水纱巾包裹该段肠管
6. 还纳肠管，冲洗腹腔	递 20ml 注射器抽取温盐水冲洗腹腔，吸引器吸走冲洗水
7. 清点用物，关闭腹腔	用物清点无误，递 3 - 0 圆针可吸收线连续缝合腹膜。递 3 - 0 圆针慕丝带线针全层缝合切口
8. 切口盖干纱布，敷贴包扎	递干纱布、敷料贴覆盖切口

【注意事项】

1. 术前一日访视患儿及其家属，了解患儿病情、基本身体状况及操作配合程度。

2. 术中注意观察患儿体温，注意保暖。

3. 根据患儿年龄、体重、尿道口径选择相应的尿管。

三、粘连性肠梗阻矫治术

粘连性肠梗阻绝大多数为小肠梗阻，除少数为腹腔内先天因素，如先天发育异常或胎粪性腹膜炎所致外，大多数为获得性。常见原因为腹腔炎症、损伤、出血、腹腔异物，多见于腹部手术或腹腔炎症以后。

【适应证】肠粘连梗阻患儿。

【麻醉方式】气管插管全身麻醉。

【手术切口】右侧正中弯式右脐下横切口。

【手术体位】仰卧位，双下肢屈膝外展，臀部垫高。

【手术用物】

1. **敷料**　敷料包。

2. **器械**　小儿开腹基础器械。

3. **特殊用物**　15#刀片、电刀笔、3 - 0 圆针可吸收线、3 - 0 圆针慕丝带线针、5 - 0 可吸收线、5 - 0 PDSⅡ、1#慕丝线、20cm×30cm 无菌手术贴膜、10cm×10cm 无菌手术敷料贴、一次性尿管、引流袋、5ml 注射器、20ml 注射器。

4. **仪器设备**　高频电刀。

【手术步骤与配合】表 4 - 1 - 3。

表 4 - 1 - 3 粘连性肠梗阻手术配合

手术步骤	手术配合
1. 常规消毒铺巾	递海绵钳夹持 0.5% 碘伏纱球消毒腹部术区皮肤 2 遍。常规腹部铺单。递纱巾拭干术区皮肤，20cm×30cm 无菌手术贴膜覆盖术区
2. 切开皮肤和皮下组织	递两块纱布于手术者和助手，递术者有齿镊试皮，递 15# 刀片切开皮肤和皮下脂肪，递血管钳于助手钳夹止血，或用电刀边切边止血，收回刀片、有齿镊，换盐水湿纱布，血管钳钝性分离肌肉
3. 切开腹膜	暴露腹膜，术者用无损伤镊提起腹膜，助手同法将对侧腹膜提起，电刀切开一小口，术者将手指伸入腹腔内，边探查边用电刀切开腹膜，递长无齿镊和腹腔剪，有切口粘连的肠管直视下沿粘连边缘正常腹膜处用电刀或组织剪切开
4. 探查梗阻及松解粘连	进入腹腔后用湿温盐水纱布保护肠管，探查梗阻部位。如发现有纤维束带压迫，在纤维束带附着处递两把蚊式钳，从两端夹紧纤维束带，从中间用电刀切开，用 1# 慕丝线结扎并递线剪剪线，梗阻解除。疏松粘连处，用蚊式钳作钝性分离，致密的黏连用电刀分离并注意止血
5. 肠壁肌层及肠系膜修补	松解过程中扭伤的肠壁浆肌层或肠系膜用 5 - 0 可吸收线做间断缝合修补
6. 检查肠管	粘连松解后，做一次全面检查，证实全部肠管均已通畅
7. 清理腹腔、清点用物	更换干净温湿纱巾清理腹腔，检查有无出血，洗手护士、巡回护士一起清点器械、敷料、针线，无误
8. 缝合伤口	递 3 - 0 圆针可吸收线连续缝合腹膜。递 3 - 0 圆针慕丝带线针全层缝合切口
9. 切口盖干纱布，敷贴包扎	递干纱布、敷料贴覆盖切口

【注意事项】

1. 术前一日访视患儿及其家属，了解患儿病情、基本身体状况及操作配合程度。

2. 术中注意观察患儿体温，注意保暖。

3. 根据患儿年龄、体重、尿道口径选择相应的尿管。

四、先天性肥厚性幽门狭窄幽门环肌切开术

先天幽门狭窄是新生儿较为常见的消化道疾病，主要为幽门处环肌、纵肌增生肥厚，在幽门处形成质硬苍白的肿块，使幽门管腔狭窄引起的不全梗阻，主要临床表现为幽门括约肌增生，肥厚的幽门长 2 ~ 3cm，厚 0.5 ~ 1cm，成纺锤状肿块，质硬；幽门管因而显著狭窄，严重者仅能通过一根细的探针，可引起胃出口梗阻。目前认为该病与壁内神经丛的神经细胞变性有关。有家族发病倾向。一般出生后 2 ~ 4 周发病，少数在生后 1 周，也有延及 3 ~ 4 个月才发生呕吐的，开始是溢奶，以后逐渐加重，为喷射性呕吐，大多数吃奶不到半小时即有呕吐。呕吐物为带凝块的奶汁，少数可因胃黏膜出血带有咖啡样呕吐物。

【适应证】先天性肥厚性幽门狭窄患儿。

【麻醉方式】气管插管全身麻醉。

【手术切口】剑突下2～3横指偏右横切口。

【手术体位】仰卧位。

【手术用物】

1. 敷料 敷料包。

2. 器械 小儿开腹基础器械。

3. 特殊用物 15#刀片、电刀笔、4－0带线针、4－0可吸收线，5－0可吸收线、吸引器头及连接管、幽门分离钳。

4. 仪器设备 高频电刀。

【手术步骤与配合】表4－1－4。

表4－1－4 先天性肥厚性幽门狭窄幽门环肌切开术手术配合

手术步骤	手术配合
1. 手术野常规消毒，导尿术野贴皮膜	递海绵钳夹0.5%碘伏纱球依次消毒手术野皮肤、6#导尿管导尿。递皮膜干纱垫，协助贴膜
2. 切开皮肤及皮下脂肪，并止血	递15#刀切开皮肤，递2块干纱布拭血，电刀弯血管钳止血，1#线结扎。递弯蚊2把提起腹膜，递15#刀将腹膜切一小孔
3. 切开腹膜，暴露幽门	递无损伤镊，电刀笔
4. 将幽门部提出切口	递无损伤镊提起幽门部，递湿纱垫保护肠管
5. 于幽门部前上方无血管区纵行切开浆膜及环肌浅层纤维	递15#刀纵行切开
6. 分离环肌从幽门管浆膜膨出至浆膜面，取幽门环肌组织做病检	递幽门分离钳伸入切口分离环肌，递15#刀取少量的幽门环肌组织
7. 检查幽门通畅情况，将胃内气体挤入十二指肠。当气体通过顺利，又无气体及肠液外溢时，证明松解成功	巡回护士在台下经胃管注入30ml空气至胃内，观察气体通过幽门处是否通畅
8. 检查无出血后，将胃还纳腹腔，并清点器械、敷料、缝针的数目	递湿纱巾清理手术野，准备关腹
9. 关腹，并逐层缝合肌层、皮下组织	递4－0可吸收线逐层缝合
10. 皮内缝合切口	递5－0可吸收线缝皮
11. 覆盖伤口	递酒精纱条及敷贴包扎伤口

【注意事项】

1. 术前一日访视患儿及其家属，了解患儿病情、基本身体状况及操作配合程度。

2. 术中注意观察患儿体温，保持切口周围敷料干燥，注意患儿保暖。

3. 患儿多为新生儿和婴幼儿，严格控制术中液体的输注量。

4. 保护患儿皮肤，保持床单位平整，避免拖拉，防止皮肤受损。

5. 保持气道管路、液路的通畅。

五、脐疝修补术

脐疝是后脐环处筋膜未闭，留有空隙，由于哭闹、用力、便秘、腹水等原因使得腹压增加，致使腹内器官，主要是小肠和网膜通过脐部缺损突出体表。

【适应证】

1. 脐疝已发生嵌顿或绞窄应急症手术。

2. 年龄超过两岁，脐环直径大于2cm者。

【麻醉方式】气管插管全身麻醉。

【手术切口】

1. 疝颈基底脐下弧形切口。

2. 合并脐上腹直肌分离者可选脐上弧形切口。

【手术体位】仰卧位。

【手术用物】

1. 敷料 敷料包、补充敷料包。

2. 器械 基础器械包、补充器械包。

3. 特殊用物 1#线束、4#线束、7×17圆针、5-0圆针可吸收、15#刀片、电刀笔、20cm×30cm贴膜、10cm×10cm敷料贴。

4. 仪器设备 高频电刀。

【手术步骤与配合】表4-1-5。

表4-1-5 脐疝修补手术配合

手术步骤	手术配合
1. 消毒腹部皮肤	海绵钳夹持0.5%碘伏纱球消毒腹部皮肤
2. 铺无菌手术巾	常规腹部铺单
3. 选择切口	递15#刀在脐周围选择性切一弧形切口
4. 游离疝囊	沿皮下游离疝囊使之与皮肤分开，疝囊顶部与皮肤密不可分者，可在可视情况下切开疝囊，可保留小部分疝囊，以免烧伤皮肤
5. 打开疝囊	清除疝囊周围脂肪组织，使脐部缺损的筋膜边缘明显可见以便于缝合修补
6. 关闭腹腔，缝合腹膜	在疝囊颈部剪除多余疝囊后，用1#丝线缝合间断缝合腹膜，关闭腹腔。用4#丝线间断缝合脐部缺损的筋膜
7. 缝合皮下皮肤和皮下组织	递有齿镊、针持钳夹持5-0圆针可吸收缝合切口，敷料贴覆盖切口

【注意事项】

1. 术前一日访视患儿，了解患儿病情及基本身体状况。

2. 输液部位选择上肢充盈静脉，保证穿刺顺利。

3. 有术后皮肤坏死、皮下血肿的风险。

六、脐膨出修复脐成形术

脐膨出是先天性腹壁发育畸形的常见类型，是因先天性腹壁发育不全的脐带周围形成腹壁缺损，导致腹腔内脏脱出的新生儿畸形。由于该病与染色体异常有关，患儿在患有脐膨出的同时还伴有其他器官的畸形，处理不当死亡率很高。绝大部分患儿需要立即手术，否则由于局部皮肤破溃坏死、感染，患儿很难继续生存。

【适应证】先天性脐膨出患儿。

【麻醉方式】气管插管全身麻醉。

【手术切口】沿脐膨出的囊膜基底部的皮肤缘做环形切口。

【手术体位】仰卧位。

【手术用物】

1. 敷料　敷料包。

2. 器械　小儿开腹基础器械。

3. 特殊用物　10[#]刀片、15[#]刀片、针状电极、1[#]丝线、2 − 0 带线针、4 − 0 带线针、4 − 0 可吸收线、一次性电刀笔（针式）、吸引器头及连接管、导尿管及导尿包。

4. 仪器设备　高频电刀。

【手术步骤与配合】表 4 − 1 − 6。

表 4 − 1 − 6　脐膨出修复脐成形术手术配合

手术步骤	手术配合
1. 手术野常规消毒皮肤、导尿、铺手术无菌巾	递海绵钳夹 0.5% 碘伏纱球依次消毒手术野皮肤，根据患儿年龄选择合适的球囊导尿管导尿
2. 环绕脐膨出的基底边缘圆形切开皮缘及皮下组织	递 15[#]刀片切开（尽量保留正常皮肤），针状电极边凝血边切开
3. 切开腹膜，结扎脐动脉、静脉及残留的脐尿管	递组织钳提起脐带，15[#]刀小心切开腹膜层，蚊式钳钳夹，1[#]丝线依次结扎脐动脉、脐静脉及脐尿管
4. 分离并切除囊膜	递长镊、弯蚊式钳小心分离囊膜与膨出的内脏间的粘连，小组织剪剪除膨出的胎膜组织

手术步骤	手术配合
5. 将全部肠管提出切口外检查，确定无其他畸形	递长镊、卵圆钳将肠管拉出切口外，湿纱垫保护，递无齿镊两把协助检查
6. 扩大成腔容积，还纳肠管	递小组织剪沿切口各方向适当分离腹肌及皮下组织，做腹壁减张，扩大腹腔容积，依序还纳肠管
7. 解剖，分离，缝合腹壁各层	递小弯钳逐层解剖分离腹壁各层，2－0 带线针，4－0 可吸收线逐层间断缝合腹膜及腹直肌前后鞘
8. 脐成形 （1）在脐位置皮缘、左侧做一楔形皮瓣切除，各边长约 2cm	递有齿镊，15#刀切除
（2）右侧距皮缘 1cm 处做三角形皮拼切除，各边长约 2cm	递有齿镊，15#刀切除
（3）中间留出 1cm 的皮条，切除皮条下脂肪	递无齿镊，小组织剪剪除皮条下脂肪
（4）将皮条缝合固定于腹直肌鞘	递无齿镊，4－0 带线针贯穿缝合固定
（5）对合缝合楔形缺口	递有齿镊，4－0 带线针缝合
9. 覆盖切口	递组织钳夹持乙醇棉球擦拭切口，敷料覆盖

【注意事项】

1. 术前一日访视患儿及其家属，了解患儿病情、基本身体状况及操作配合程度。

2. 术中注意观察患儿体温，注意保暖。

3. 手术时间较长，可用棉垫保护患儿骨隆突处，必要时涂抹液体敷料或粘贴压疮贴。

4. 根据患儿年龄、体重、输尿管及尿道口径选择相应的尿管。

七、胸锁乳突肌切断术

先天性斜颈可分为两种：一种是先天性肌性斜颈，是由于一侧胸锁乳突肌发生纤维性挛缩后引起的，较为多见；另一种是先天性骨性斜颈，此种斜颈是由于颈椎发育不全，半椎体，椎体融合，或棘突间融合而引起的，较为少见。先天性肌性斜颈俗称"歪脖"，在出生时可扪及肿块或出生后两周可扪及肿块。右侧比左侧常见，病变可累及全部肌肉，但更多的病变只累及胸锁乳突肌近锁骨附着点，肌肉发生永久性纤维性化并挛缩，如不及时治疗将导致永久性斜颈。

【适应证】

1. 1 岁以上保守治疗无效的患儿。

2. 先天性胸锁乳突肌发育不良患儿。

【麻醉方式】气管插管全身麻醉。

【手术切口】乳突部沿胸锁乳突肌向下做2cm纵切口。

【手术体位】仰卧位,下颌偏向健侧。

【手术用物】

1. 敷料 敷料包、补充敷料包。

2. 器械 基础器械、补充器械。

3. 特殊用物 1#线束、5-0圆针可吸收、电刀笔贴膜、方贴、小儿负极板。

4. 仪器设备 高频电刀。

【手术步骤与配合】表4-1-7。

表4-1-7 胸锁乳突肌切断术手术配合

手术步骤	手术配合
1. 常规消毒皮肤、铺无菌单	海绵钳夹持0.5%碘伏纱球消毒皮肤,按常规铺单
2. 切开皮肤及皮下组织	递手术刀切开皮肤及皮下组织递蚊式钳止血,递电刀笔电凝止血或1#丝线结扎止血
3. 切开颈阔肌,显露胸锁乳突肌	递小拉钩拉开切口,递小弯钳穿过胸锁乳突肌后侧
4. 切开胸锁乳突肌乳突	递窄的骨膜剥离子剥离胸锁乳突肌的乳突止血点,递电刀将其切断
5. 检查切断后松解情况	旋转头部,使下颌转向患侧
6. 清点物品,关闭切口	递弯蚊式、纱布止血,、针持钳夹持3-0圆针可吸收缝合皮下及肌肉层,5-0圆针可吸收缝合切口,敷料贴覆盖切口

【注意事项】

1. 术前一日访视患儿,了解患儿病情及基本身体状况。

2. 输液部位选择上肢充盈静脉,保证穿刺顺利。

3. 有术后皮肤坏死,皮下血肿的风险。

八、巨结肠根治术(经肛门)

先天性巨结肠又称希尔施普龙病。由于结肠缺乏神经节细胞导致肠管持续痉挛,粪便淤滞于近端结肠,近端结肠肥厚、扩张,是小儿常见的先天肠道畸形。手术方式虽有多种,治疗的关键除切除扩张的肠段外,尚需切除无神经节远端狭窄部分的肠段,再重建肠道的连续性。

【适应证】

1. 婴幼儿先天性巨结肠。

2. 特发性巨结肠。

3. 假性肠梗阻。

【麻醉方式】气管插管全身麻醉。

【手术切口】 经肛门环形切口。

【手术体位】 截石位，臀部垫高。

【手术用物】

1. 敷料 敷料包。

2. 器械 儿科基础器械包、儿科补充器械包。

3. 特殊用物 7×17 圆针、1#丝线、15#刀片、电刀、导尿管、凡士林纱布、3−0 圆针丝线。

【手术步骤与配合】 表 4−1−8。

表 4−1−8　巨结肠根治术手术配合

手术步骤	手术配合
1. 常规会阴部消毒皮肤留置尿管	将患儿双足用绷带棉垫牵引成截石位固定于麻醉护架前，臀部垫高。递海绵钳夹持 0.5% 碘伏棉球依次消毒皮肤，插入合适型号的气囊导尿管，并连接一次性引流袋，固定在头架旁。加盖中单，建立肛门无菌操作台
2. 0.5% 碘伏再次消毒肛周及肛门内，牵引暴露肛门	递 0.5% 碘伏纱球消毒；递 3−0 圆针丝线在距肛门旁开 2cm 处缝牵引线 8 针，将肛门充分暴露
3. 距齿状线 0.5cm 处环形切开直肠黏膜	调节电刀大小，递无损伤镊、电刀逐层切开直肠黏膜，并止血
4. 行直肠端全层牵引	递有齿镊、纱布试血。递 7×17 圆针、1#丝线在齿状线上距门 3~5cm 处行直肠壁全层牵引缝合，用蚊式钳钳夹牵引线端
5. 游离并切开直肠黏膜及止血	递湿纱巾、无损伤镊、血管钳逐渐向上游离直肠黏膜，递电刀环形切开直肠黏膜并止血
6. 向近端游离达盆地腹膜反折处，进入腹腔	递电刀切开直肠肌鞘；递直角钳，分离腹膜反折处，打开腹膜进入腹腔；递小拉钩拉开肛周组织充分暴露术野
7. 沿直肠黏膜下锐性游离肠管，结扎直肠动脉，裸化肠管至乙状结肠达正常结肠后，将直肠与远端结肠一并从肛门移出体外后环形切断	递两把血管钳分离肠系膜，递剪刀或电切开肠系膜，1#丝线结扎直肠上动脉及乙状结肠系膜血管直至结肠扩张段近端，递线剪剪线，由肛门拖出肠管，包括痉挛段、移行的直肠近端和乙状结肠
8. 如有需要，取部分肠管组织做快速冰冻切片	在结肠扩张段近端切取少许组织，递盐水纱布包裹送快速冰冻活检，检查有无神经节细胞，以确认正常肠管部位递湿纱巾保护肠管及切口，等待结果
9. 拖出正常结肠与肛门吻合成形	冰冻结果确认正常肠管部位后，递肠钳固定肠管，15#刀片切下病变组织组织钳夹取碘伏棉球消毒肠管残端，电刀止血，递无齿镊与 7×17 圆针 1#丝线将结肠与肛门切缘皮肤对齐固定，拆除肛门牵引线
10. 包扎伤口	伤口用凡士林纱布及纱布覆盖并固定

【注意事项】

1. 术前一日访视患儿，了解患儿病情及基本身体状况。

2. 注意掌握三方核查的时机。

3. 输液部位选择上肢充盈静脉，保证穿刺顺利。

4. 摆放截石位时，用棉垫包裹患儿的双下肢，一方面保暖，另一方面防止悬吊牵拉下肢损伤，下肢略弯曲，避免神经损伤。

5. 术中注意无菌操作，接触肠腔后及时更换污染器械及手套。

6. 术中严格观察患儿体温，及时保温，避免体温降低，室温保持在 24 ~ 26℃之间，正确使用温毯，防烫伤。

7. 术后保留好标本，及时清点手术用物。

九、肛门成形术

肛门闭锁又称低位肛门直肠闭锁，由于原始肛发育异常，未形成肛管，致使直肠与外界不通。肛门成形术适用于直肠盲端距离肛门皮肤在 2cm 左右的低位肛门闭锁。若位置过高，勉强进行此种手术，则常致括约肌或尿道损伤，或吻合后往往因为张力过大而又裂开，造成直肠回缩、术后感染及瘢痕性狭窄，效果不佳。

【适应证】 先天性低位无肛门，闭锁段小于 2cm。

【麻醉方式】 气管插管全身麻醉。

【手术切口】 肛门倒 "V" 形切口。

【手术体位】 截石位，臀部垫高。

【手术用物】

1. 敷料 敷料包。

2. 器械 小儿基础器械、儿科补充器械。

3. 特殊用物 15#刀片、5 - 0 PDS II 缝合线、2 - 0 圆针慕丝带线针、显影纱布、无菌绷带、油纱、肛管、温毯、电刀。

【手术步骤与配合】 表 4 - 1 - 9。

表 4 - 1 - 9 肛门成形术手术配合

手术步骤	手术配合
1. 常规消毒、铺单	递海绵钳夹持 0.5% 碘伏纱球消毒皮肤，常规消毒铺单。将患儿双腿用无菌绷带包裹交由巡回护士固定于支架上。插入合适规格的无菌导尿管，并连接尿袋
2. 选择肛门括约肌收缩中心点	递笔式无菌刺激仪刺激肛门部位，选择括约肌收缩中心点

续表

手术步骤	手术配合
3. 于肛门括约肌收缩中心点倒 "V" 形切开皮肤长 1.5～2cm，达括约肌层，翻开皮瓣，皮肤做牵引	递有齿镊、15#刀片，电刀逐层切开皮下及肌层，并止血。角针 1#线将皮瓣与无菌单缝合做牵引 6～8 针
4. 于括约肌处分离，游离直肠盲端约 3cm，使直肠能松弛地拉至肛门口，并牵引	递无齿镊，弯蚊式钳分离，电刀止血并游离直肠盲端，组织钳牵开显露，2－0 圆针慕丝带线针在盲肠中心位置上缝 2 针牵引线，蚊式钳钳夹线尾
5. 于牵引线中心全层＋字切开直肠盲端	递无齿镊夹湿纱垫围绕直肠周围充分游离直肠保护切口，防止胎便污染。递电刀切开，腹部加压排出胎便，加铺无菌巾，术者更换污染手套
6. 若合并盲端外瘘时，可将瘘管与直肠盲端一并切除	递弯盘接切下来的肠管，并用无菌单覆盖，与基础器械隔开
7. 肛门缝合成形	递无齿镊，5－0 PDSⅡ可吸收缝合线将直肠切口肌于皮肤切口皮瓣对合间断缝合 1 周，注意肠壁与皮肤瓣应交叉对合，使愈合后瘢痕不在一个平面上。选择适当粗细的肛管，包以凡士林纱布，插入直肠内 4～5cm

【注意事项】

1. 准备用物，检查性能，确保正常使用。

2. 术前三方核查患儿、手术名称、手术体位等一系列内容。

3. 术中用药双方核查后使用，严格无菌操作。

4. 术中严格观察患儿体温，及时保温，避免体温降低，室温保持在 24～26℃之间，正确使用温毯，防烫伤。

5. 术后保留好标本，及时清点手术用物。

十、胆总管囊肿 Roux－Y 吻合术

先天性胆总管囊肿又称胆总管扩张症，是以胆总管囊肿或梭状扩张，伴有或不伴有肝内胆管扩张为特点的胆道畸形，是最常见的一种先天性异常，也为先天性肝胆系统囊肿中最多见的一种疾病，可同时存在其他病变。本病如不手术治疗，多因反复感染、胆汁性肝硬化、胆总管穿孔或癌变而死亡。因此当患儿明确诊断后应及时手术。

【适应证】 新生儿及婴幼儿先天性胆总管囊肿扩张症。

【麻醉方式】 气管插管全身麻醉。

【手术切口】 右肋缘下斜切口或横切口。

【手术体位】 仰卧位。

【手术用物】

1. 敷料 敷料包。

2. 器械 小儿开腹基础器械。

3. 特殊用物 15#刀片、电刀笔、3-0圆针可吸收线、2-0圆针慕丝带线针、3-0圆针慕丝带线针、1#慕丝线、5-0 PDSⅡ、20cm×30cm无菌手术贴膜、10cm×10cm无菌手术敷料贴、一次性尿管、引流袋、5ml注射器、10ml注射器、20ml注射器、胆道探子一套、显微剪镊一套、探针、组织钳4把、直角钳2把、肠钳，必要时备T管。

4. 仪器设备 高频电刀。

【手术步骤与配合】表4-1-10。

表4-1-10 胆总管囊肿 Roux-Y 吻合术手术配合

手术步骤	手术配合
1. 常规消毒铺巾	递海绵钳夹持0.5%碘伏纱球消毒腹部术区皮肤2遍。常规腹部铺单。递纱巾拭干术区皮肤，20cm×30cm无菌手术贴膜覆盖术区
2. 切开皮肤，逐层进腹	递15#刀片切开皮肤，递干纱布2块于切口拭血，递电刀、无损伤镊切开止血
3. 打开腹膜，探查腹腔	递电刀、无损伤镊切开腹膜，递湿纱巾
4. 探查胆囊、胆总管囊肿、肝脏	递深部拉钩、中弯血管钳、吸引器
5. 确认胆总管切除胆囊	递10ml注射器穿刺定位，抽取部分胆汁送生化检查，递15#刀片切开囊肿，吸引器吸净囊肿胆汁，递中弯钳、腹腔剪游离胆管，湿纱巾拭血，1#丝线结扎或电凝止血
6. 在屈氏韧带远端10~20cm处切断空肠，关闭远端空肠	递中弯钳、腹腔剪分离系膜，1#丝线结扎出血点，递肠钳两把夹住空肠两端，湿纱巾保护切口周围，15#刀片切断，碘伏棉球消毒残端，递5-0 PDSⅡ关闭空肠远端
7. 提起横结肠，在结肠中动脉右侧系膜无血管区切开一孔，将关闭的空肠远端经此孔上提	递腹腔剪或电刀，递无损伤镊、中弯钳钳夹止血，1#丝线结扎
8. 距断端5cm处切开，空肠与胆总管吻合	递15#刀片切开空肠，吸引器头吸净分泌物，碘伏棉球消毒后，用5-0 PDSⅡ连续缝合
9. 距胆管空肠吻合50cm处做空肠端侧吻合	递15#刀片切开空肠，吸引器头吸净分泌物，碘伏棉球消毒后，递5-0 PDSⅡ连续缝合或间断缝合
10. 检查各吻合口有无漏针，肠管有无扭曲，放置腹腔引流管，清理腹腔，逐层关腹	检查各肠管吻合口，无漏针并且通畅，肠管无扭曲后，递活力碘消毒腹壁右下方皮肤，递15#刀片切开1cm切口，递双腔引流管，放入肝下，递18号弯血管钳从切口开口伸入腹腔内夹出引流管，用2-0慕丝带线针固定引流管，接好引流袋。递中弯钳，提夹腹膜边缘，彻底清点器械、敷料数目，递无损伤镊、3-0可吸收线连续关腹膜，递3-0可吸收线逐层间断缝合肌层
11. 缝皮，覆盖伤口	递有齿镊，碘伏棉球消毒，3-0圆针慕丝带线针缝皮，递酒精棉球消毒皮肤，敷料贴覆盖伤口

【注意事项】

1. 术前一日访视患儿及其家属，了解患儿病情、基本身体状况及操作配合程度。

2. 术中注意观察患儿体温，注意保暖。

3. 手术时间较长，可用棉垫保护患儿骨隆突处，必要时涂抹液体敷料或粘贴压疮贴。

4. 根据患儿年龄、体重、输尿管及尿道口径选择相应的尿管。

十一、腹腔镜下胆总管囊肿切除术

先天性胆总管囊肿又称胆总管扩张症，是以胆总管囊肿或梭状扩张，伴有或不伴有肝内胆管扩张为特点的胆道畸形，是最常见的一种先天性异常，也为先天性肝胆系统囊肿中最多见的一种疾病，可同时存在其他病变。本病如不手术治疗，多因反复感染、胆汁性肝硬化、胆总管穿孔或癌变而死亡。因此当患儿明确诊断后应及时手术。

【适应证】 新生儿及婴幼儿先天性胆总管囊肿扩张症。

【麻醉方式】 气管插管全身麻醉。

【手术切口】 腹腔镜切口。

【手术体位】 仰卧位，腰部垫高。

【手术用物】

1. 敷料 敷料包、大包布、中单。

2. 器械 小儿腔镜基础器械、小儿腹腔镜器械。

3. 特殊用物 11#刀片、2-0圆针慕丝带线针、5-0 PDS II、5-0 可吸收线、5cm×6cm 无菌手术敷料贴、一次性尿管、引流袋、5ml 注射器、10ml 注射器、一次性无菌保护套、钛夹钳、超声刀。

4. 仪器设备 高频电刀、腹腔镜主机、超声刀主机。

【手术步骤与配合】 表4-1-11。

表4-1-11 腹腔镜下胆总管囊肿切除术手术配合

手术步骤	手术配合
1. 常规消毒铺巾，连接腹腔镜设备	递海绵钳夹持0.5%碘伏纱球消毒腹部术区皮肤2遍。常规腹部铺单。连接、检查、调节腹腔镜摄像系统2-0圆针慕丝带线针及 CO_2 气腹系统和电切割系统
2. 做第一切口，置入鞘卡 Trocar	递提皮钳2把，提起肚脐，酒精棉球消毒后用11#刀片切开，将10mm Trocar 置入腹腔，取出套管管芯，置入腹腔镜头，打开气腹，压力8~10mmHg

续表

手术步骤	手术配合
3. 在内镜监视下分别做右上腹腋前线肋缘下、右中腹直肌外缘和左上腹直肌外缘切口	递11#刀片切开，递3个5mm Trocar
4. 在内镜监视下对肝脏进行悬吊	递2-0圆针慕丝带线针进行肝脏悬吊后递2把蚊式钳进行固定
5. 胆总管囊肿穿刺，是否有胆汁	递10ml注射器
6. 分离切除胆囊，切开胆总管探查肝总管、胆囊管开口及通向十二指肠的开口，逐层切除扩张的胆总管囊壁，切除游离的胆囊、胆囊管	递5mm分离钳、电凝钩分离胆总管、胆囊，递1#丝线结扎（10cm）
7. 将空肠由肚脐处拖出，将近端空肠与远端空肠进行原位端吻合	递蚊式钳分离肠系膜分支血管，1#丝线结扎。递肠钳2把夹肠管两端，电刀切断。碘伏棉球消毒，递5-0 PDSⅡ缝合
8. 将空肠放入腹腔内与胆肠进行缝合	递10mm Trocar。递5-0可吸收线留10cm左右长度对胆肠进行缝合
9. 探查腹腔	用腹腔镜检查腹腔内有无出血、肠扭转等情况
10. 冲洗腹腔，吸净液体，放置引流管	递50ml注射器抽无菌生理盐水冲洗腹腔。递腹腔引流管并递2-0圆针慕丝带线针固定引流管
11. 放出腹腔二氧化碳气体，取出Trocar	清点物品数目
12. 缝合切口，覆盖伤口	递碘伏棉球消毒切口后，用2-0圆针慕丝带线针缝合腹膜，5-0可吸收线缝皮，贴敷贴覆盖切口

【注意事项】

1. 术前一日访视患儿及其家属，了解患儿病情、基本身体状况及操作配合程度。

2. 术中注意观察患儿体温，注意保暖。

3. 手术时间较长，可用棉垫保护患儿骨隆突处，必要时涂抹液体敷料或粘贴压疮贴。

4. 根据患儿年龄、体重、输尿管及尿道口径选择相应的尿管。

十二、腹腔镜下疝囊高位结扎

腹股沟斜疝是小儿外科最常见的疾病，可分为腹股沟斜疝和直疝。临床上所见几乎为斜疝，直疝少见。小儿斜疝皆为鞘状突未闭、腹压增高使腹内脏器疝入鞘突形成疝。小儿腹腔镜下疝囊高位结扎术利用腹腔镜以带线的疝气针直接缝合疝内口之腹膜，无需解剖腹股沟管，手术操作简便。腹腔镜下放大的精索血管及输尿管清晰可见，缝合时可有效避开防止损伤。手术切口小，术后无明显瘢痕。

【适应证】

1. 婴儿疝。

2. 复发疝。

3. 经腹外途径难以找到的小疝囊。

4. 1~15岁小儿，无腹股沟管壁缺损与薄弱者，反复嵌顿的患儿可提前至1岁以内手术。

【麻醉方式】气管插管全身麻醉。

【手术切口】

1. 观察孔 脐缘右侧。

2. 主操作孔 脐缘左侧。

【手术体位】平卧位。

【手术用物】

1. 敷料 大包。

2. 器械 基础器械包、腔镜器械。

3. 特殊用物 30°镜头、医用无菌保护套14cm×150cm，医用无菌敷料贴6cm×7cm、显影纱布、11#刀片、4#丝线、5-0圆针可吸收缝合线、皮肤胶、疝气针。

4. 仪器设备 腹腔镜主机（包括摄像机，冷光源，电子气腹机）、镜头、导光束。

【手术步骤与配合】表4-1-12。

表4-1-12 腹腔镜下疝囊高位结扎手术配合

手术步骤	手术配合
1. 消毒腹部皮肤、铺单	递海绵钳夹持0.5%碘伏纱球消毒腹部皮肤（上至乳头延线下至大腿上三分之一，两侧至腋中线）。同常规腹部铺单
2. 准备腔镜用物	检查、调节腹腔镜摄像系统，CO_2气腹系统，超声刀主机和高频电刀主机，连接镜头，导光束，气腹管，打开所有设备的开关，调节光源，对白平衡和调节气腹压力8~12mmHg
3. 于脐窝左、右侧缘做切口，分别建立3mm Trocar和5mm Trocar通道，建立气腹，压力维持在10mmHg	消毒脐部皮肤。递11#刀片脐窝左、右侧缘做切口，依次放置3mm Trocar和5mm Trocar，连接气腹管，打开气腹，注入CO_2气体
4. 放置腹腔镜镜头、3mm分离钳，检查双侧疝环口的情况，左（右）侧可见内环口未闭，确认疝囊内环口穿刺点	递11#刀片在腹腔镜监视下于患侧内环口腹壁投影处做一个0.2cm微小切口

续表

手术步骤	手术配合
5. 在腹腔镜监视下行疝囊高位结扎操作	经小切口刺入疝气针（疝气针上带有一根 4# 丝线，两头对齐），于患侧内环口内侧腹膜外潜行分离，直至内环口的一半时，穿刺进入腹腔，用分离钳将线从疝气针上取下置于腹腔内然后经同一切口退出。同法再次将带有一根 4# 丝线的疝气针刺入，于患侧内环口外侧腹膜外潜行分离，直至与第一针汇合时出针，以分离钳配合松开第二针钩上的线少许，使之成套圈状，分离钳将第一次留于腹腔内的线提起，然后退出疝气针。提拉第二缝线至腹腔外可将第一缝线完整环绕内环口一周将线头和线尾打结，线结埋于皮下，用线剪剪断线头（缝合时注意避开血管、精索及输尿管）。若双侧，同方法进行操作
6. 彻底检查手术野	递 3mm 左弯钳探查已结扎的内环口，有无出血及损伤
7. 清点物品，撤出腔镜器械，缝合皮肤	清点物品，放出腹腔内 CO_2 气体，关闭气腹、冷光源。5-0 圆针可吸收缝合线，缝合皮下，滴胶水粘合皮肤，敷料贴覆盖切口

【注意事项】

1. 术前一日访视患儿的基本情况，交代禁食、禁水的时间，告知必要性和危险性，适当解释并简要介绍手术情况，减轻家长的焦虑和担心。

2. 患儿入室前与家属仔细核查患儿的姓名，年龄，科室和手术名称，检查腕带和病历的信息是否一致。

3. 检查患儿的血管充盈度，保证穿刺顺利，如有留置针告知家属如何护理，防止脱出。

4. 备齐各种用物，确保各仪器处于功能良好状态。

5. 患儿保暖，防止低体温。

6. 注意观察患儿伤口包扎的血运，防止缺血坏死。

7. 患儿出室带齐衣服、病历等资料。

8. 患儿的冲洗液和消毒液均备温液体。

十三、腹腔镜膈疝修补术

婴幼儿先天性膈疝（CDH）是由于胚胎发育异常，导致膈肌缺损，腹腔脏器经由膈肌的薄弱孔隙、缺损或创伤裂口进入胸腔所致。临床分为食管裂孔疝、先天性膈疝和创伤性膈疝三大类。膈疝可对心肺功能、全身情况均造成不同程度的影响，是新生儿急危重症之一。先天性膈疝一旦明确诊断，应尽早施行手术治疗，以免日久形成粘连或并发肠梗阻及肠较窄。

【适应证】先天性膈疝患儿。

【麻醉方式】气管插管全身麻醉。

【手术切口】

1. 3孔法

（1）观察孔　脐部5mm Trocar孔。

（2）主操作孔　左中腹3mm Trocar孔。

（3）辅助孔　右上腹3mm Trocar孔。

2. 4孔法

（1）观察孔　脐部5mm Trocar孔。

（2）主操作孔　左中腹3mm Trocar孔。

（3）辅助孔　左上腹3mm Trocar孔，右上腹3mm Trocar孔。

【手术体位】头高足底仰卧位。

【手术用物】

1. 敷料　敷料包。

2. 器械　基础器械、腔镜器械。

3. 特殊用物　30°镜头、2-0圆针慕丝带线针、5-0圆针可吸收缝合线、敷料贴×4、腔镜套×2、11#刀片。

4. 仪器设备　腹腔镜主机（包括摄像机、冷光源、电子气腹机）、高频电刀。

【手术步骤与配合】表4-1-13。

表4-1-13　小儿腹腔镜下膈疝修补术手术配合

手术步骤	手术配合
1. 消毒、铺单	递海绵钳夹持2个0.5%碘伏纱球消毒腹部皮肤。递无菌手术巾常规铺单
2. 准备腹腔镜物品	连接、检查、调节腹腔镜摄像系统、CO_2气腹系统、高频电刀系统
3. 再次消毒皮肤	递有齿镊、75%乙醇棉球消毒切口处皮肤
4. 做第1切口 （1）脐孔下缘切开皮肤一小口 （2）提起脐孔周围腹壁组织，于脐孔切口置入Trocar，开放式建立CO_2气腹，压力8~10mmHg	递11#刀切开，干纱布1块拭血，电刀止血 递5mm Trocar，连接CO_2气腹管；取头高足低位
5. 经Trocar插入腹腔镜头，观察腹腔情况，内镜探视下同法依次做剩余切口并置入Trocar	递5mm腹腔镜头、11#刀、3mm Trocar
6. 探查腹腔内情况，将疝入胸腔的脏器还纳回腹腔，分离粘连内脏组织	递左弯钳探查腹腔，无损伤抓钳还纳疝入胸腔的脏器，电凝钩分离粘连组织

续表

手术步骤	手术配合
7. 经膈下缝合膈肌，修补缺损	将 2 - 0 圆针慕丝带线针截取 15cm，腔镜用 3mm 持针器钳夹线尾递予术者间断缝合膈肌。如膈肌缺如较大，可在膈肌附着于胸壁处游离后按上述方法修复膈肌缺如，必要时可覆盖合成纤维织片加固缝合
8. 彻底检查术野，清除血液	递吸引器吸引腹腔内血液，温盐水冲洗。彻底清点物品数目
9. 放出腹腔内 CO_2 气体，拔除 Trocar；如有需要，胸腔放置引流	关闭气腹，撤回腹腔镜头及器械，挤压腹腔放出 CO_2 气体
10. 消毒皮肤，缝合切口	递有齿镊、75% 乙醇棉球消毒切口周围皮肤，递持针器、5 - 0 圆针可吸收缝合线缝合切口皮下各层，皮肤胶黏合皮肤，敷料贴覆盖

【注意事项】

1. 术前一日访视患儿及其家属，了解患儿病情、基本身体状况及操作配合程度。

2. 术中注意观察患儿体温，注意保暖。

3. 手术时间预计 2 ~ 3 小时，可用棉垫保护患儿骨隆突处，必要时涂抹液体敷料或粘贴压疮贴。

4. 术后胃肠减压及肛管排气非常重要。

十四、腹腔镜下阑尾切除术

阑尾炎是常见的儿科急腹症，病势变化较快，如延误诊治易发生腹膜炎，甚至生命危险。鉴于小儿阑尾炎的病因和小儿急腹症的病理解剖特点，不论何种类型阑尾炎，原则上应早期手术治疗。1983 年德国医生采用腹腔镜附加阑尾切除术成功，我国 1992 年左右广泛开展，并证明该手术具有不受阑尾定点限制、排除其他疾病、创口小、感染率低、术后进食早、恢复快、粘连少等优点。在腹腔镜阑尾切除术（LA）发展较为成熟的今天，已经能顺利将绝大部分患儿的患病阑尾微创切除。

【适应证】急性阑尾炎、慢性阑尾炎或慢性阑尾炎急性发作。

【麻醉方式】全身麻醉。

【手术切口】

1. 脐孔上缘或下缘。

2. 左下腹。

3. 右下腹。

【手术体位】仰卧位，气腹建立完成后置头低足高、左低右高位。

【手术用物】

1. 基础用物准备　基础器械包、敷料包、腹腔镜器械包、5mm 30°镜头、单极线。

2. 仪器准备 腹腔镜显示器主机、冷光源、光导纤维、CO_2 气瓶、超声刀主机、高频电刀主机、吸引器。

3. 一次性用物 11# 刀片、小敷料贴、4# 丝线、5 – 0 可吸收线、小儿负极板、显影纱布、纱球、腔镜套、合适的尿管、连接尿管引流袋、5ml 注射器。

【手术步骤与配合】表 4 – 1 – 14。

表 4 – 1 – 14　腹腔镜下阑尾切除术手术配合

手术步骤	手术配合
1. 消毒皮肤	递海绵钳夹持 0.5% 碘伏纱球常规消毒腹部皮肤
2. 铺无菌手术巾	协助医生铺单、递 4 把巾钳，与穿好手术衣的医生共同铺大单，加铺层数
3. 留置导尿管	递合适气囊尿管、注射器抽取 3ml 生理盐水、引流袋
4. 器械仪器的连接	递腔镜套并协助医生连接镜头、冷光源、单极线、超声刀
5. 做第 1 个切口，建立气腹，放置腹腔镜镜头进行观察	酒精消毒脐部皮肤，递纱布、11# 刀子、蚊式两把、5mm Trocar，接回 5mm Trocar 芯
6. 在内镜监视下建立第 2、3 个手术通道	递 11# 刀子切开，分别递两个 5mm Trocar
7. 探查腹腔，显露阑尾，游离阑尾系膜，离断系膜动脉	递分离钳或超声刀或单极电钩
8. 切除阑尾，灼烧阑尾残端	递 8 ~ 10cm 长的 4# 丝线结扎阑尾残端、组织剪，递单极电钩
9. 取出阑尾，冲洗腹腔，放尽余气	递分离钳、取物袋，温生理盐水冲洗腹腔
10. 缝合皮肤	递 75% 乙醇棉球消毒皮肤，递针持夹持 5 – 0 可吸收线，贴好敷料贴
11. 器械处理	器械交由清洗室人员分类处理

【注意事项】

1. 气腹建立后，由于操作部位主要为回盲部，须置头低足高左低右高位，此时巡回护士应重点观察患儿的生命体征。

2. 术中严格控制气腹压力并保持平衡，充气时要先慢后快，预防术中 CO_2 吸收过度造成高碳酸血症。

3. 急性阑尾炎患儿多半发热，术中严密监测体温，及时做好降温处理。

4. 术中切下的阑尾及时取出装标本袋，防止进一步污染腹腔。

5. 术中严密观察液路的通畅，防止漏液渗液。

第二节　泌尿外科手术配合

一、尿道下裂修补术

尿道异位开口于尿道腹侧，称为尿道下裂，尿道下裂开口可发生于由会阴部至阴茎头间的任何部位。尿道外口的远端、尿道与周围组织发育不全，形成纤维索牵扯阴茎，使阴茎弯向腹侧。先天性阴茎下弯者并不全有尿道下裂，但尿道下裂都有不同程度的阴茎下弯。尿道下裂治疗的目标是阴茎的外观基本正常，勃起伸直，尿道口正位开口，尿流量适宜，尿线方向向前，并且并发症发生率降低。

【适应证】

1. 阴茎远段型。

2. 阴茎体型。

3. 阴茎体近侧型（阴茎阴囊型、阴囊型及会阴型）。

【麻醉方式】骶管阻滞复合基础麻醉、椎管内麻醉和气管插管全身麻醉。

【手术切口】阴茎切口。

【手术体位】平卧位，臀下垫一髂垫，双下肢略外展30°。

【手术用物】

1. **敷料**　敷料包。

2. **器械**　基础器械包、尿道下裂补充包。

3. **特殊用物**　15#刀片、4-0 Prolene线、6-0可吸收缝合线、7-0 PDSⅡ、小儿滴定式输液器、一次性注射器1ml和5ml、2%10ml利多卡因1支、1ml盐酸肾上腺素1支、橡皮筋、备各种型号导尿管、记号笔和弹力绷带。

4. **仪器设备**　高频电刀主机和双极电凝。

【手术步骤与配合】表4-2-1。

表4-2-1　尿道下裂修补术手术配合

手术步骤	手术配合
1. 消毒腹部皮肤、会阴部	递海绵钳夹持0.5%碘伏纱球消毒腹部皮肤和会阴部
2. 铺无菌手术单，连接各种导线	按腹部常规铺无菌单，连接双极电凝线
3. 悬吊龟头牵引固定，标记开口处	递4-0 Prolene线缝合龟头，蚊式钳夹线固定牵引龟头，递记号笔标记，用10ml利多卡因加3滴盐酸肾上腺素盐水注入皮下组织，充盈皮肤

续表

手术步骤	手术配合
4. 劈开膜性尿道，沿尿道板 U 形切开，沿背侧冠状沟环形切开包皮内板，分离阴茎肉膜，暴露阴茎白膜，并游离黏附于白膜的结缔组织，置入尿管	递 15# 刀片，切开皮肤，双极镊止血，眼科剪刀分离各层组织，递导尿管支撑尿道
5. 矫直阴茎，劈开龟头处尿道板成形尿道沟	递 15# 刀片，眼科剪刀横行切断尿道板，矫直阴茎，递钢尺测量尿道缺损
6. 包绕导尿管，缝合黏膜	递 7 - 0 PDS Ⅱ 严密缝合黏膜
7. 分离阴茎背侧带蒂包皮内板，翻转带蒂包皮内板皮瓣，覆盖于尿道缺损处，严密缝合，包皮肉膜再次覆盖于吻合口处	递蚊式钳牵引，15# 刀片切除多余包皮，6 - 0 可吸收缝合线缝合肌肉筋膜组织
8. 缝合阴茎皮肤	递 6 - 0 可吸收缝合线缝合阴茎皮肤
9. 包扎伤口	递弹力绷带加压固定阴茎，用胶布将尿管固定在腹壁上

【注意事项】

1. 术前一日访视患儿的基本情况，交代禁食、禁水的时间，告知必要性和危险性，适当解释并简要介绍手术情况，减轻家长的焦虑和担心。

2. 患儿入室前与家属仔细核查患儿的姓名、年龄、科室和手术名称，检查腕带和病历的信息是否一致。

3. 检查患儿的血管充盈度，保证穿刺顺利，如有留置针告知家属如何护理，防止脱出。

4. 备齐术中需要的各种用物及确保各仪器处于功能良好。

5. 患儿保暖，防止低体温。

6. 注意观察患儿伤口包扎的血运，防止缺血坏死。

7. 患儿出室带齐衣服、病历等资料。

8. 手术患儿的冲洗液和消毒液均备温液体。

二、膀胱外翻修补

膀胱外翻是一种少见而复杂的先天性畸形，是胚胎期泄殖腔膜发育异常，阻碍间充质组织的移行和下腹壁的正常发育，导致膀胱外翻、尿道上裂等一系列先天性异常。病因复杂，多由于在胚胎发育期受某些因素影响所致，可能与遗传因素有关。手术治疗目的是修复腹壁和外翻膀胱，使能控制排尿，保护肾功能。

【适应证】

1. 膀胱壁内翻成腔后具有一定容量的患儿。

2. 膀胱壁无僵硬，具有一定弹性的患儿。

【麻醉方式】气管插管全身麻醉。

【手术切口】

1. 腹部切口　外翻膀胱边缘切口。

2. 双侧骨盆截骨切口　双侧髂骨前外侧切口。

【手术体位】仰卧位，双下肢屈膝外展，臀部垫高。

【手术用物】

1. 敷料　敷料包、大包布、中单。

2. 器械　小儿开腹基础器械、骨盆截骨基础器械。

3. 特殊用物　23#刀片、11#刀片、15#刀片、笔试电针、电刀笔、0#圆针可吸收线、2-0圆针可吸收线、3-0圆针可吸收线、4-0圆针可吸收线、5-0圆针可吸收线、2#爱惜邦线、2-0圆针慕丝带线针、30cm×40cm无菌手术贴膜、10cm×10cm无菌手术敷料贴、10cm×20cm无菌手术敷料贴、摆锯、线锯、电钻、2.5mm克氏针、克氏钳、髌骨钳、大盆、10#尿管、引流袋、5ml注射器、2#爱惜邦线、8#胃管、12#引流球、石膏绷带。

4. 仪器设备　高频电刀。

【手术步骤与配合】表4-2-2。

表4-2-2　膀胱外翻修补术手术配合

手术步骤	手术配合
1. 消毒、铺单	递海绵钳夹持0.5%碘伏纱球消毒腹部、双下肢、会阴部术区皮肤2遍，大盆内倒入500ml 0.5%碘伏浸泡患儿双足。提起患儿双下肢，于臀部下铺反折30cm的大包布、中单，递无菌手术巾常规腹部铺单，身体两侧加铺中单。递30cm×40cm无菌手术贴膜包裹双下肢
2. 再次消毒皮肤	递有齿镊、75%乙醇棉球消毒外翻膀胱周围皮肤
3. 距离外翻膀胱边缘约1.5cm处环形切开皮肤，头侧向上延伸包绕脐部，切开皮肤、皮下组织及向两侧裂开的腹直肌之间的粘连	递15#刀切开，干纱布1块拭血，笔式电针止血
4. 充分游离膀胱及尿道，显露膀胱壁及膀胱颈部	递无损伤镊、蚊式钳将膀胱壁从两侧腹直肌鞘及肌腹深面分离，在膀胱颈部向两侧游离达有厚肌层处
5. 置入输尿管支架管并固定做标记	递2根8#胃管分别置入两侧输尿管内作为支架管，5-0可吸收线固定
6. 置入导尿管，尿道成形	递10#尿管自尿道口插入，于膀胱颈前上方切一与膀胱相连的矩形宽约1.5cm的逼尿肌瓣，5-0可吸收线缝合形成管状新尿道
7. 更换骨盆截骨器械	打开骨盆截骨器械包备用
8. 于左侧髂前上棘至髂前下棘线上切开皮肤约12cm，逐层分离，显露髂骨	递23#刀片切开皮肤，干纱巾拭血，电刀止血；递11#刀片、骨膜剥离子骨膜下剥离附着于髂骨外板的臀中肌、臀小肌，显露关节囊；继之骨膜下剥离髂骨内板，显露坐骨切记

续表

手术步骤	手术配合
9. 于髂前下棘与坐骨大切迹平面截骨	递直角钳，由坐骨切迹内板向外穿出，钳夹线锯并将线锯拉出，沿坐骨切迹紧靠髂前下棘水平截断髂骨。递摆锯将近端前侧髂骨切除一等腰三角骨块备用
10. 同法处理右侧髂骨	
11. 还纳膀胱，缝合关闭耻骨联合	将膀胱放入膀胱内，以耻骨联合为中心向前外旋转髂骨截骨远端，髌骨钳固定
12. 于两截骨端间隙内填入三角形骨块，固定髂骨	递4根2.5mm克氏针分别固定两侧髂骨，折弯器折弯，克氏钳剪断多余克氏针
13. 缝合关闭耻骨联合，使膀胱达到解剖复位	递2#爱惜邦线缝合关闭耻骨联合
14. 缝合关闭膀胱壁，留置引流管	递3-0可吸收线逐层缝合关闭膀胱壁，于耻骨后留置引流管，2-0圆针慕丝带线针固定于皮肤处
15. 清点用物，冲洗，缝合各皮肤切口	清点用物无误，温生理盐水冲洗切口，3-0圆针可吸收线、4-0圆针可吸收线依次缝合腹壁皮下组织及皮肤；0#可吸收线、2-0可吸收线、4-0圆针可吸收线依次缝合髂骨两侧皮下组织及皮肤
16. 覆盖切口	递敷料贴依次覆盖各切口
17. 石膏固定	递石膏绷带，髋人形固定

【注意事项】

1. 术前一日访视患儿及其家属，了解患儿病情、基本身体状况及操作配合程度。

2. 术中注意观察患儿体温，注意保暖。

3. 手术时间较长，可用棉垫保护患儿骨隆突处，必要时涂抹液体敷料或粘贴压疮贴。

4. 膀胱成形与骨盆截骨对手术的洁净度要求不同，骨盆截骨要求更高，须同时备两套器械。膀胱修复后所有手术人员更换手套，台上护士更换器械，避免两套器械混用，加盖无菌手术巾。

5. 输尿管支架管术中避免牵拉，保证其在位通畅。

三、腹腔镜下重复肾输尿管切除术

重复肾是较常见的肾、输尿管先天畸形，发病率约1500:1，单侧畸形比双侧畸形多6倍。重复肾多数融合为一体，多数不能分开，表面有一浅沟，但肾盂、输尿管和血管。重复肾可为单侧，亦可双侧。重复肾、重复输尿管多同时存在，重复输尿管可为完全型，亦可为不完全型，可开口于膀胱内，亦可异位开口于尿道、前庭或阴道。

【适应证】

1. 患儿以不同原因就诊，症状包括尿频、发热等尿路感染症状。

2. 排尿间期尿滴淋、湿裤，间歇性排尿困难。

3. B超检查时发现肾脏囊性病变和输尿管增粗。

4. 尿常规、尿培养明确有无尿路感染。

【麻醉方式】 气管插管全身麻醉。

【手术切口】

1. 观察孔 健侧脐缘。

2. 主操作孔 脐缘正下方。

3. 辅助孔 脐缘正上方。

【手术体位】 健侧侧俯卧位，腰下垫一块棉垫，将背后抬高 45°~60°。患儿背部放一沙袋固定，腹部下垫一棉垫卷，平乳头贴膜，胶布固定，会阴部垫棉垫，贴膜，胶带固定在床档上，健侧手臂用棉垫包裹固定在支臂板上，患侧手臂棉垫包裹呈抱头状，两腿之间垫棉垫，健侧下肢屈髋、屈膝约 60°，患侧下肢伸直。

【手术用物】

1. 敷料 敷料包。

2. 器械 基础器械、腹腔镜器械。

3. 特殊用物 11#刀片、2-0圆针慕丝带线针、5-0圆针可吸收缝合线、4-0倒刺线、生物夹、6cm×7cm医用敷料贴、14cm×15cm医用无菌保护套、小儿尿管、无菌显影纱布、备冲洗液、医用胶水。

4. 仪器设备 腹腔镜主机（包括摄像机、冷光源、电子气腹机）、超声刀主机。

【手术步骤与配合】 表4-2-3。

表4-2-3 腹腔镜下重复肾输尿管切除术手术配合

手术步骤	手术配合
1. 患儿侧卧位，留置导尿管，常规消毒铺单，连接各种导线	递海绵钳夹持0.5%碘伏纱球消毒腹部皮肤，铺无菌单，连接镜头、导光束、气腹管、超声刀、吸引气管，打开所有设备的开关，调节光源，对白平衡和调节气腹压力为8~12mmHg
2. 于脐上缘做弧形小切口，置入5mm Trocar作为观察孔，分别于观察孔头尾两侧各置入5mm Trocar并固定	递11#刀片切开皮肤及皮下组织，纱布拭血，置入5mm Trocar，连接气腹管，建立压力为8~12mmHg，放进镜头观察腹腔情况，2-0圆针慕丝带线针固定
3. 游离肾脏组织，充分暴露肾脏组织及输尿管	递超声刀沿降结肠外侧侧腹膜剪开，可见重复上半肾输尿管迂曲扩张，肾皮质菲薄
4. 分离肾门处上半肾血管，沿上下半肾分界处离断，取出标本送病理	递生物夹分别夹闭肾动脉及肾静脉，递超声刀离断，完整切除上半肾及集合系统，4-0倒刺线连续缝合肾创面，递超声刀再次沿迂曲扩张输尿管分离至膀胱处，取出标本送检

续表

手术步骤	手术配合
5. 缝合侧腹膜，放置引流管	递生物夹夹合侧腹膜，置入引流管处连接负压引流瓶，常规 2-0 圆针慕丝带线针固定引流管
6. 冲洗、止血、关闭气腹、退出腔镜	递腔镜吸引器吸尽血液和冲洗液，彻底止血，放入止血材料，关闭气腹，退出镜头，排尽腹腔余气
7. 清点敷料和缝针无误后缝合切口，无菌敷料覆盖	递持针器夹 5-0 圆针可吸收缝合线缝合腹壁切口，医用胶水粘合皮缘，无菌敷料覆盖各切口

【注意事项】

1. 术前一日访视患儿，了解患儿的基本情况，交代禁食、禁水时间，告知必要性和危险性，适当解释并简要介绍手术情况，减轻家长的焦虑和担心。

2. 术前、术中、术后注意关注患儿体温变化，注意保暖，消毒和输液的液体用温液体，准备温毯。

3. 保留好病理标本，防止遗失。

4. 注意气腹压力不能太大，容易引起皮下气肿。

5. 术毕检查患儿的皮肤情况，如有压红、水疱等给予减压护理，及时记录和汇报。

6. 检查患儿的血管充盈度，保证穿刺顺利，如有留置针告知家属如何护理，防止脱出。

7. 患儿保暖，防止低体温。

四、腹腔镜下肾盂成形术

肾积水、肾盂积水是由于尿路阻塞而引起的肾盂、肾盏扩大并伴有肾组织萎缩。尿路阻塞可发生于泌尿道的任何部位，可为单侧或双侧。阻塞的程度可为完全性或不完全性，持续一定时间后都可引起肾盂积水。梗阻以上部位因尿液排出不畅而压力逐渐增高，管腔扩大，最终导致肾脏积水、扩张，肾实质变薄、肾功能减退，若双侧梗阻，则出现尿毒症后果严重。腹腔镜下离断式肾盂输尿管连接部狭窄成形术是小儿治疗肾盂输尿管连接部梗阻的一种手术方式。手术原理：①切除肾盂输尿管的连接部；②切除过多的肾盂；③连成漏斗状肾盂输尿管连接。

【适应证】

1. 肾积水有明显的临床症状。

2. 肾积水伴结石者。

3. 肾积水伴感染者。

4. 长期反复出现消化道症状，如恶心、呕吐。

【麻醉方式】气管插管全身麻醉。

【手术切口】

1. 观察孔 健侧脐缘。

2. 主操作孔 脐缘正下方。

3. 辅助孔 脐缘正上方。

【手术体位】健侧侧俯卧位,腰下垫一块棉垫,将后背抬高45°~60°。患儿背部放一沙袋固定,腹部下垫一棉垫卷,平乳头贴膜,胶布固定。会阴部垫棉垫,贴膜,胶布固定在床档上。健侧手臂用棉垫包裹固定在支臂板上,患侧手臂棉垫包裹呈抱头状。两腿之间垫棉垫,健侧下肢屈髋,屈膝约60°,患侧下肢伸直。

【手术用物】

1. 敷料 敷料包。

2. 器械 基础器械包、腹腔镜器械。

3. 特殊用物 11#刀片、2-0圆针慕丝带线针、4-0圆针慕丝带线针、5-0圆针可吸收线、6cm×7cm医用无菌敷料贴、8#硅胶管、20ml一次性注射器、医用无菌保护套14cm×150cm、细乳胶管、小儿导尿管、无菌显影纱布、备冲洗液灭菌注射用水。

4. 仪器设备 腹腔镜主机(包括摄像机、冷光源、电子气腹机)、超声刀主机。

【手术步骤与配合】表4-2-4。

表4-2-4 腹腔镜下肾盂成形术手术配合

手术步骤	手术配合
1. 患儿侧卧位,留置导尿管,常规消毒铺单连接各种导线	递海绵钳夹持0.5%碘伏纱球消毒腹部皮肤,铺无菌单,连接镜头、导光束、气腹管、超声刀导线、吸引器管,打开所有设备的开关,调节光源、白平衡和气腹压力
2. 于脐上缘做弧形小切口,置入5mm Trocar作为观察孔,分别于左右侧各5mm Trocar并固定	递11#刀切开皮肤及皮下组织,纱布试血,置入5mm Trocar,连接气腹管,建立压力为8~12mmHg,放进镜头观察腹腔情况,细乳胶剪成小段,劈开套在Trocar上,2-0圆针慕丝带线针固定
3. 游离肾周组织,显露肾盂和输尿管上段,显露狭窄部位	递超声刀打开侧腹膜,充分游离肾盂周围的结缔组织暴露肾盂和输尿管上段
4. 剪开肾盂,吸尽积水,悬吊肾盂	递腔镜组织剪弧形剪开肾盂,肾盂呈喇叭状,吸尽积水,可见肾盏扩张,用2-0圆针慕丝带线针将肾盂上角悬吊,纵行劈开输尿管上段外侧缘,直至越过狭窄段约1.5cm,剪掉的狭窄的输尿管作为病理标本
5. 肾盂和输尿管吻合	递腔镜针持夹5-0圆针可吸收缝合线将肾盂下角与输尿管外侧劈开处最低位缝合在一起,连续缝合吻合口后壁

续表

手术步骤	手术配合
6. 放置输尿管内支架管, 吻合肾盂、输尿管的前壁, 取出标本送病理	递腔镜分离钳夹双 J 管经吻合口顺行置入, 下段插入膀胱内, 上段留置与肾盂内, 继续缝合吻合口的前壁, 肾盂瓣, 取出标本送检
7. 缝合侧腹膜, 放置引流管	递腔镜针持夹 5 - 0 圆针可吸收缝合线缝合侧腹膜, 置入引流管至陶氏腔, 外接负压引流瓶, 常规针持夹 2 - 0 圆针慕丝带线针固定引流管
8. 冲洗, 止血, 关闭气腹, 退出腔镜	递腔镜吸引器吸尽血液和冲洗液, 彻底止血, 放入止血材料, 关闭气腹, 退出镜头, 排尽腹腔余气
9. 清点敷料和缝针无误后缝合切口, 无菌敷料覆盖	递持针器夹 5 - 0 圆针可吸收缝合线缝合腹壁切口, 医用胶水粘合皮缘, 无菌敷料覆盖各切口

【注意事项】

1. 术前一日访视患儿, 了解患儿的基本情况, 交代禁食、禁水的时间, 告知必要性和危险性, 适当解释并简要介绍手术情况, 减轻家长的焦虑和担心。

2. 术前、术中、术后注意关注患儿体温变化, 注意保暖, 消毒和输液的液体用温液体, 准备电热毯。

3. 保留好病理标本, 防止遗失。

4. 注意气腹压力不能太大, 容易引起皮下气肿。

5. 术毕检查患儿的皮肤情况, 如有压红、水疱等给予按摩护理, 及时记录和汇报。

6. 检查患儿的血管充盈度, 保证穿刺顺利, 如有留置针告知家属如何护理, 防止脱出。

7. 患儿保暖, 防止低体温。

8. 患儿出室带齐衣服、片子和病历。

五、腹腔镜下输尿管膀胱再植术

输尿管膀胱再植是指切断输尿管和膀胱本来的连接, 封闭膀胱上的这个口将输尿管另选部位, 连接在膀胱上。输尿管膀胱再植术治疗输尿管出口梗阻性疾病及输尿管反流性疾病。其可行性和疗效, 具有创伤小、恢复快、近期疗效、确切等优点, 主要用于良性疾病引起的输尿管下段严重狭窄等情况。

【适应证】

1. 各种原因所致的盆腔以下的输尿管狭窄式闭锁性梗阻。

2. 输尿管异位开口, 输尿管阴道瘘。

3. 输尿管囊肿和部分梗阻性巨输尿管患儿。

4. Ⅳ度、Ⅴ度膀胱输尿管反流，肾盂积水严重输尿管迂曲扩张的患儿。

5. 有肾内反流者。

6. 经长期药物治疗感染不能控制者。

【麻醉方式】气管插管全身麻醉。

【手术切口】

1. 观察孔　脐缘正下方。

2. 主操作孔　脐部正下方 3~5cm。

3. 辅助孔　脐部横向患侧 3~5cm 与锁骨中线纵向交界处。

【手术体位】改良膀胱截石位，截石位尽量与身体水平，臀部垫高 10°，双上肢收于身体两侧。

【手术用物】

1. 敷料　敷料包、补充敷料包。

2. 器械　基础器械包、腔镜器械。

3. 特殊用物　11#刀片、5-0 圆针可吸收缝合线、2-0 Prolene 线、2-0 圆针慕丝带线针、一次性无菌手术膜 45cm×45cm、医用无菌保护套 14cm×150cm、医用无菌敷料贴 10cm×10cm、5% 灭菌注射用水、医用无菌胃管、输液器，一次性注射器 50ml、24#T 型引流管、30°镜头、膀胱镜 + 膀胱镜鞘。

4. 仪器设备　腹腔镜主机（包括摄像机、冷光源、电子气腹机）、高频电刀。

【手术步骤与配合】表 4-2-5。

表 4-2-5　腹腔镜下输尿管再植术手术配合

手术步骤	手术配合
1. 消毒腹部皮肤、会阴部	递海绵钳夹持 0.5% 碘伏纱球消毒腹部皮肤和会阴部
2. 铺无菌手术巾	按常规截石位铺单
3. 连接腹腔镜导线，超声刀导线或单极线和双极电凝	检查、调节腹腔镜摄像系统，CO_2 气腹系统，超声刀主机和双极电凝主机，并连接镜头，导光束，气腹管，超声刀导线，吸引器管，打开所有设备的开关，调节光源，对白平衡和调节气腹压力 8~12mmHg
4. 膀胱镜入口及固定 Trocar，通道以膀胱为中心做三角形为进 Trocar 通道点	递线剪将 2-0 Prolene 线的针剪掉，线分成 1/2，单股和双股分别穿进 18# 套管针内，递 11# 刀片切开皮肤，干纱布 1 块拭血，将 5mm Trocar 穿刺入膀胱内，拔出 Trocar 芯同时递两把蚊式钳（其中一把蚊式钳带有 1cm 长的 T 管 + 2-0 Prolene 线固定 Trocar）同上分别进入 2 个 3mm Trocar
5. 置入目镜，分离钳提起输尿管开口处，并缝合做牵引，以点钩烧灼环形切膀胱黏膜。游离输尿管 3.5cm 再植入膀胱，探查可见输尿管远端扩张	递持针器夹持 5-0 圆针可吸收缝合线牵引输尿管开口处，递左弯钳和电钩分离壁间段至膀胱全层

手术步骤	手术配合
6. 剥离输尿管粘连，于对侧输尿管后上方约1.0cm处切开膀胱黏膜，剪刀斜形潜行分离，形成长约3.5cm膀胱逼尿肌隧道，开口于原左侧输尿管开口，左弯钳夹输尿管，输尿管开口与周围膀胱黏膜以线缝合，输尿管开口全层缝合	递组织剪，适当裁剪输尿管扩张处，递2把左弯钳夹住残端输尿管经隧道拖出，持针器夹持5-0圆针可吸收缝合线吻合输尿管开口与膀胱
7. 置入输尿管内支架管	递2把左弯钳夹住输尿管内支架管，置入膀胱至输尿管
8. 反复冲洗膀胱，探查无明显活动性出血后，取出病理标本。留置导尿管接尿袋	递吸引器吸出冲洗液，递左弯钳取出标本
9. 放置引流管	递左弯钳夹持12#一次性使用体外引流容器。递持针器夹持2-0圆针慕丝带线针固定
10. 关闭气腹，Trocar放气后撤出腹腔镜器械，缝合Trocar口	关闭气腹，退出镜头，排尽腹腔余气。递持针器夹持5-0圆针可吸收缝合线缝合皮下及皮肤，递一次性使用无菌敷料贴10cm×10cm覆盖切口

【注意事项】

1. 术前一日访视患儿，了解患儿病情及基本身体状况。

2. 注意掌握三方核对的时机。

3. 患儿进手术室之前再次向家长确认患儿的姓名，禁食水，手术名称及部位等信息。

4. 术中注意观察穿刺部位是否通畅，有无红肿，有无渗液。

5. 在特殊情况下需移动体位时，动作要轻柔，并且密切观察体位变换后的呼吸变化。

6. 摆放截石体位时，注意床单位平整无皱褶，防止局部组织的压伤。

六、腹腔镜下睾丸引降术

腹腔镜下睾丸引降术是用于治疗睾丸未下降至阴囊，包括睾丸下降不全和睾丸异位的一种手术治疗方法。即在探查找到隐匿的睾丸后，游离、松解同侧精索，扩大同侧发育不良的阴囊，将睾丸固定于阴囊内。睾丸未下降至阴囊有可能导致不育症、恶性变、疝气、睾丸扭转等继发病变。因此，在患儿出生6个月后，若睾丸仍未下降至阴囊，应及早进行手术。腹腔镜下睾丸固定术的优点是切口小、不易感染、术后伤口易愈合。

【适应证】

1. 用激素治疗无效或高位隐睾不适宜用激素治疗者。

2. 隐睾合并腹股沟斜疝或鞘膜积液。

3. 滑动睾丸与异位睾丸。

4. 医源性或外伤性隐睾。

5. 先天性隐睾手术应在 1～2 岁进行。

【麻醉方式】气管插管全身麻醉。

【手术切口】

1. 观察孔　脐缘正上方。

2. 主操作孔　脐缘右侧。

3. 辅助孔　脐缘左侧。

【手术体位】平卧位。

【手术用物】

1. 敷料　敷料包,补充敷料包。

2. 器械　基础器械包,补充器械包。

3. 特殊用物　医用无菌保护套 14cm×150cm,医用无菌敷料贴 6cm×7cm、11#刀片、5－0 圆针可吸收缝合线、显影纱布、30°镜头、一次性小儿负极板、电刀。

4. 仪器设备　腹腔镜主机(包括摄像机、冷光源、电子气腹机)、高频电刀。

【手术步骤与配合】表 4－2－6。

表 4－2－6　腹腔镜下睾丸引降术手术配合

手术步骤	手术配合
1. 消毒铺单	递海绵钳夹持 0.5% 碘伏纱球消腹部皮肤和会阴部,按常规腹部铺单
2. 准备腹腔镜器械,连接各导线	检查、调节腹腔镜摄像系统,CO_2 气腹系统,超声刀主机和高频电刀主机,连接镜头,导光束,气腹管,单极线和吸引器管,打开所有设备的开关,调节光源,对白平衡和调节气腹压力 8～12mmHg
3. 脐孔切口,进 5mm Trocar 建立 CO_2 气腹	递 11# 切开皮肤及皮下组织,纱布拭血,递 5mm Trocar 内套 Trocar 芯进入腹腔,放置镜头探查腹腔情况,建立第二个 Trocar
4. 在膀胱底两侧至内环之间分离精索,探查睾丸	递 5mm 左弯钳游离精索,电钩止血
5. 剪开腹膜,显露睾丸位置	递腔镜组织剪剪开腹膜,游离周围组织显露出睾丸
6. 分离睾丸周围组织,游离睾丸及部分精索	递电钩游离睾丸周围组织,分离精索
7. 在体外将睾丸降至阴囊并固定,缝合阴囊切口	递 11# 刀在阴囊外切口,纱布拭血,两把血管钳夹住睾丸降至阴囊处,5－0 圆针可吸收缝合线固定
8. 缝合皮肤,敷料贴覆盖伤口	递持针器夹持 5－0 圆针可吸收缝合线缝合脐周切口,酒精消毒,医用无菌敷料贴 6cm×7cm 覆盖伤口

【注意事项】

1. 术前监测患儿生命体征是否在正常范围内。

2. 为患儿准备舒适体位，头部用凝胶垫固定，注意避免局部特别是眼角膜受压。在受压情况下用棉垫加以保护。婴儿皮肤娇嫩，还应注意防压疮，可局部涂抹或喷洒防压疮药物。同时注意防止电灼伤。

3. 术中严格观察患儿体温，做好保温措施，避免体温降低，调节室温 24 ~ 26℃，正确使用温毯，同时注意预防烫伤。

七、膀胱镜下后尿道瓣膜切除术

先天性后尿道瓣膜又称后尿道瓣膜、先天性后尿道瓣，是婴儿和新生儿最常见的尿道梗阻疾病。此病仅发生于男性患儿，瓣膜通常位于前列腺尿道的远端，瓣膜为黏膜皱褶形成，外形像一层很薄的膜。排尿时，瓣膜可引起不同程度的梗阻。因为严重的尿流梗阻会导致整个尿路的功能障碍，包括肾小球滤过、输尿管及膀胱平滑肌的功能以及排尿的控制。后尿道瓣膜是导致肾功能衰竭的重要原因。

【适应证】

1. 膀胱壁内翻成腔后具有一定容量的患儿。

2. 膀胱壁无僵硬，具有一定弹性的患儿。

【麻醉方式】气管插管全身麻醉。

【手术切口】

1. 输尿管反流。

2. 输尿管积水。

3. 肾积水伴感染者。

4. 腰部可触及包块，特别是双侧腰部包块。

5. 多数患儿出生后发育迟缓。

【手术体位】截石位。

【手术用物】

1. 敷料 敷料包。

2. 器械 基础器械包。

3. 特殊用物 5ml 一次性注射器、医用无菌贴膜、6 ~ 8# 导尿管、一次性引流袋、无菌显影纱布、一次性输血器、医用无菌保护套 14cm × 150cm、灭菌注射用水。

4. 仪器设备 膀胱镜设备。

【手术步骤与配合】表 4 - 2 - 7。

表 4 – 2 – 7　后尿道瓣膜切除术手术配合

手术步骤	手术配合
1. 患儿截石位，常规消毒铺单连接各种导线，接灌注液	递海绵钳夹持 0.5% 碘伏纱球消毒会阴部皮肤 2 遍，铺无菌单，连接镜头，导光束，打开所有设备开关，调节光源，对白平衡
2. 经尿道置入膀胱镜	镜下探查可见：后尿道精阜远侧环形瓣膜样结构，双侧输尿管开口位置正常
3. 更换膀胱冷切镜，分别沿精阜两侧 5 点、7 点、12 点方向冷切开瓣膜，进镜，于膀胱 6 点方向冷刀切开膀胱颈	递膀胱镜
4. 生理盐水冲洗尿道，检查无活动性出血后留置导尿管	递导尿管，5ml 注射器抽 3ml 生理盐水注入导尿管球囊，递无菌引流袋
5. 清点敷料	

【注意事项】

1. 术前一日访视患儿，了解患儿的基础情况，交代禁食、禁水的时间，告知必要性和危险性，适当解释并简要介绍手术情况，减轻家长的焦虑和担心。

2. 术前、术中、术后注意关注患儿体温变化，注意保温，消毒、输液和灌注的液体用温液体，准备温毯。

3. 灌注的液体温度 36 ~ 37℃，以免烫伤尿道。

4. 术毕检查患儿皮肤情况，如有压红、水疱等给予减压护理，及时记录和汇报。

5. 检查患儿的血管充盈度，保证穿刺顺利，如有留置针告知患儿家属如何护理，防止脱出。

6. 患儿保温，防止低体温。

7. 患儿出室带齐衣物、影像学资料和病历。

八、机器人辅助腹腔镜下肾盂成形术

肾积水、肾盂积水是由于尿路阻塞而引起的肾盂肾盏扩大伴有肾组织萎缩。尿路阻塞可发生于泌尿道的任何部位，可为单侧或双侧。阻塞的程度可为完全性或不完全性，持续一定时间后都可引起肾盂积水。梗阻以上部位因尿液排出不畅而压力逐渐增高，管腔扩大，最终导致肾脏积水、扩张，肾实质变薄、肾功能减退，若双侧梗阻，则出现尿毒症后果严重。腹腔镜下离断式肾盂输尿管连接部狭窄成形术是小儿治疗肾盂输尿管连接部梗阻的一种手术方式，手术原理：①切除肾盂输尿管的连接部；②切除过多的肾盂；③连成漏斗状肾盂输尿管连接。

【适应证】

1. 肾积水有明显的临床症状。

2. 肾积水伴结石者。

3. 肾积水伴感染者。

4. 长期反复出现消化道症状,如恶心、呕吐。

【麻醉方式】气管插管全身麻醉。

【手术切口】

1. 观察孔 脐上缘处放置镜头。

2. 主操作孔 患侧锁骨中线肋下缘和腹横纹皱褶处分别放置1号臂与2号臂。

3. 辅助孔 脐窝上缘下方2cm处3mm Trocar,腹横纹中点5mm Trocar。

【手术体位】健侧俯卧位,腰下垫一块棉垫,将后背抬高45°~60°。患儿背部放一沙袋固定,腹部下垫一棉垫卷,平乳头贴膜,胶布固定,会阴部垫棉垫,贴膜,胶布固定在床档上。健侧手臂用棉垫包裹固定在支臂板上,患侧手臂棉垫包裹呈抱头状,两腿之间垫棉垫,健侧下肢屈髋,屈膝约60°,患侧下肢伸直。

【手术用物】

1. 敷料 敷料包、大包布。

2. 器械 基础器械包、腹腔镜器械、机器人器械。

3. 特殊用物 11#刀片、2-0圆针慕丝带线针、4-0圆针慕丝带线针、5-0圆针可吸收线、6-0圆针可吸收线、6cm×7cm医用无菌敷料贴6个、8#胃管、50ml一次性注射器、机器人手臂套加镜头套共3个、小儿导尿管、无菌显影纱布、灭菌注射用水、加热杯、双极线。

4. 仪器设备 主机(包括摄像机、冷光源、电子气腹机)、机器人主机。

【手术步骤与配合】表4-2-8。

表4-2-8 机器人辅助腹腔镜下肾盂成形术手术配合

手术步骤	手术配合
1. 常规消毒铺单	递海绵钳夹持0.5%碘伏纱球消毒腹部皮肤,铺无菌单
2. 建立通道连接各线路	递尖刀在脐窝上缘建一8mm Trocar通道,连接气腹管,患侧锁骨中线肋下缘和腹横纹分别建一5mm、8mm Trocar通道,2-0圆针慕丝带线针固定Trocar
3. 推进机器人近操作台固定镜头Trocar	脐窝上缘连接镜头,患侧锁骨中线肋下缘连接1号臂,腹横纹连接2号臂
4. 建立辅助孔	递尖刀于脐窝上缘切口下方2cm处建一3mm Trocar通道,腹横纹中点处建一5mm Trocar通道同理固定

续表

手术步骤	手术配合
5. 安装机械臂	2 号臂电剪，1 号臂心包抓钳或马里兰
6. 游离肾组织，显露肾盂和输尿管上段，显露狭窄部位	心包抓钳或马里兰提起侧腹膜，电剪刀将侧腹膜剪开，游离肾周脂肪，打开 Gerota 筋膜，充分显露肾及输尿管，暴露狭窄部位，剪刀将肾盂弧形剪开，见各肾盏扩张明显，2 – 0 圆针慕丝带线针牵引肾盂上角，输尿管外侧壁纵行劈开直至越过输尿管狭窄段 2cm（助手随时保持术野清晰）
7. 肾盂输尿管吻合	2 号臂更换针持 6 – 0 圆针可吸收将肾盂下角最低位于输尿管劈开最低位缝合在一起（由于位置不好暴露，所以用 4 – 0 圆针慕丝带线针牵引），连续缝合吻合口后壁
8. 放入双 J 管，吻合肾盂输尿管前壁，取出标本	顺行植入相应双 J 管一根，一端留于肾盂内，一端顺利插入膀胱内，继续缝合吻合口前壁，剪掉狭窄部位的输尿管作标本，换 5 – 0 圆针可吸收缝合剩余肾盂瓣
9. 彻底止血，缝合侧腹膜	温水冲洗腹腔，止血，5 – 0 圆针可吸收缝合侧腹膜
10. 放置引流，关闭气腹，退出镜头，退离机器人	留置腹腔引流管于陶氏腔，2 – 0 圆针慕丝带线针体表固定，关闭气腹，退出镜头，排尽余气
11. 清点无误，缝合伤口，敷料贴覆盖伤口	递普通针持夹住 5 – 0 圆针可吸收缝合腹壁伤口，医用胶水缝合皮缘，无菌敷料覆盖各伤口

【注意事项】

1. 术前一日访视患儿，了解患儿的基本情况，交代禁食、禁水的时间，告知必要性和危险性，适当解释并简要介绍手术情况，减轻家长的焦虑和担心。

2. 术前、术中、术后关注患儿体温变化，注意保暖，消毒和输液的液体用温液体，准备电热毯。

3. 保留好病理标本，防止遗失。

4. 注意气腹压力不能太大，容易引起皮下气肿。

5. 术毕检查患儿的皮肤情况，如有压红、水疱等给予按摩护理，及时记录和汇报。

6. 检查患儿的血管充盈度，保证穿刺顺利，如有留置针告知家属如何护理，防止脱出。

7. 患儿保暖，防止低体温。

8. 患儿出室带齐衣服、片子和病历。

九、机器人辅助腹腔镜下输尿管膀胱再植术（左侧）

输尿管膀胱再植是指切断输尿管和膀胱本来的连接，封闭膀胱上的这个口将输尿管另选部位，连接在膀胱上。输尿管膀胱再植术治疗输尿管出口梗阻性疾病及输尿管反流性疾病具有创伤小、恢复快、近期疗效、确切等优点，主要用于良性疾病引起的输尿管下段严重狭窄等情况。

【适应证】

1. 各种原因所致的盆腔以下的输尿管狭窄式闭锁性梗阻。

2. 输尿管异位开口，输尿管阴道瘘。

3. 输尿管囊肿和部分梗阻性巨输尿管患儿。

4. Ⅳ度、Ⅴ度膀胱输尿管反流，肾盂积水严重输尿管迂曲扩张的患儿。

5. 有肾内反流者。

6. 经长期药物治疗感染不能控制者。

【麻醉方式】气管插管全身麻醉。

【手术切口】

1. 目镜通道　脐上缘。

2. 机器人手臂通道　脐水平与锁骨中线处左右各一。

3. 辅助通道　右侧机器人手臂操作同道外上侧。

【手术体位】截石位。

【手术用物】

1. 敷料　敷料包、大包布。

2. 器械　小儿腹腔镜基础器械、机器人腔镜器械包。

3. 特殊用物　镜头手臂套、器械手臂套×2、光缆摄像套、保温杯、5%灭菌注射用水、11#刀片、5 - 0 可吸收缝合线、5 - 0 PDS Ⅱ缝合线、6 - 0 可吸收缝合线、2 - 0 圆针慕丝带线针、50ml 注射器×2、6#胃管、双 J 管、Hem - o - lock夹子、敷料贴。

4. 仪器设备　机器人器械臂系统 + 摄像系统。

【手术步骤与配合】表 4 - 2 - 9。

表 4 - 2 - 9　机器人辅助腹腔镜下输尿管膀胱再植术手术配合

手术步骤	手术配合
1. 装机	安装机器人器械臂无菌保护套
2. 消毒、铺单	递海绵钳夹持 0.5% 碘伏纱球消毒腹部、会阴部皮肤，铺无菌单
3. 连接镜头、管道、线路	连接镜头，对白平衡、+ 字校正（30°向上和 30°向下），连接双极线、单极线、气腹管、吸引器管
4. 建立通道	于脐上缘置入 8.5mm Trocar 2 - 0 慕丝带线针固定 Trocar，作为目镜通道。连接气腹管维持气腹压 8 ~ 10mmHg，30°镜向上置入 Trocar 内，直视下分别于左右侧平脐水平与锁骨中线处置入 8.0mm Trocar，2 - 0 慕丝带线针固定 Trocar，作为机器人手臂通道。于右侧机器人手臂操作通道的上外侧置入 5.0mm Trocar，2 - 0 慕丝带线针固定 Trocar，作为辅助通道

续表

手术步骤	手术配合
5. 置入目镜、器械手臂	置入目镜（30°向下）在目镜的引导下置入器械手臂（右侧手臂置入剪刀，左侧手臂置入抓钳）待器械手臂置入腹腔理想位置后，将目镜调至30°向下后进行手术操作
6. 游离输尿管，充分显露输尿管狭窄处，夹闭、离断输尿管	于跨髂血管处打开侧腹膜找到跨髂外动脉的输尿管，沿输尿管下游离至输精管，抓钳分离，组织剪切开止血。注意勿损伤输精管，置入7cm胃管用于助手牵引输尿管。于输精管下方打开腹膜继续向下游离输尿管至膀胱壁，充分显露输尿管狭窄处。辅助孔置入 Hem－o－lock 钳，靠近膀胱壁处用 Hem－o－lock 夹闭输尿管后离断
7. 于膀胱处建立新的输尿管切口	经尿管注入50ml生理盐水于膀胱，右手剪刀于膀胱后侧壁做5cm长的切口，切开膀胱浆肌层至膀胱黏膜下层。左手抓钳向两侧分离暴露膀胱黏膜，右手剪刀于原输尿管口旁全层切开膀胱全层2cm大切口作为新输尿管切口
8. 包埋输尿管，缝合膀胱黏膜，形成黏膜下隧道	右手器械臂将剪刀换成针持，6－0可吸收缝合线将输尿管与膀胱下壁黏膜对黏膜全层缝合。于辅助孔置入双J管，6－0可吸收线将输尿管与膀胱上壁黏膜对黏膜间断缝合全层缝合。5－0 PDSⅡ缝合线分别缝合输尿管膀胱连接处与逼尿肌最高点将输尿管浆肌层固定，包埋输尿管于膀胱肌层下，形成黏膜下隧道
9. 检查吻合口，创面止血，放置引流管	通过尿管向膀胱内注入生理盐水，用于检查吻合口有无漏尿。温生理盐水冲洗创面，检查有无活动性出血。5－0可吸收缝合线关闭膀胱侧壁的腹膜，吸引器吸尽腹腔内积液，目镜直视下放置引流管
10. 撤离机器，清点所有用物	撤离机器人操作系统，清点所有用物
11. 固定引流管，缝合切口，敷料覆盖	2－0慕丝带线针固定引流管，5－0可吸收缝合线缝合腹膜及切口，敷料贴覆盖切口

【注意事项】

1. 术前一日访视患儿及其家属，了解患儿病情、基本身体状况及操作配合程度。

2. 术中注意观察患儿体温，注意保暖。

3. 手术时间较长，可用棉垫保护患儿骨隆突处，必要时涂抹液体敷料或粘贴压疮贴。

4. 根据患儿年龄、体重、输尿管及尿道口径选择相应的输尿管支架管和尿管。

十、机器人辅助腹腔镜下回肠代输尿管膀胱再植术

回肠代输尿管术是当输尿管的全部或大部分因外伤、炎症、肿瘤或先天性巨输尿管引起的输尿管狭窄和梗阻以上积水时，用回肠连接肾盏、肾盂、输尿管和膀胱之间的手术。

【适应证】

1. 输尿管缺损、狭窄和病变部位过长。

2. 无法作膀胱瓣或肾盂瓣输尿管吻合。

3. 中、下端输尿管的狭窄病变（如结核、血吸虫病）所致上段输尿管及肾积水、而该侧肾功能尚佳者。

【麻醉方式】气管插管全身麻醉。

【手术切口】

1. 目镜通道 脐缘 8.5mm 切口。

2. 机械臂通道 左、右侧平脐水平与锁骨中线连接处各一 8.5mm 切口。

3. 辅助通道 右侧机械臂外侧 5mm 切口。

【手术体位】截石位。

【手术用物】

1. 敷料 敷料包、大包布。

2. 器械 基础器械、腹腔镜器械、机器人器械手臂。

3. 特殊用物 11#刀片、5 - 0 圆针可吸收、6 - 0 单乔可吸收缝合线、3 - 0 Prolene、4 - 0 Prolene、Hem - o - lock 夹钳、50ml 注射器、6cm×7cm 医用无菌敷料贴、小儿尿管、小儿胃管、蒸馏水、机器手臂无菌套、一次性 Trocar、医用胶水、保温杯、单极线、双极线、无菌显影纱布。

4. 仪器设备 高频电刀。

【手术步骤与配合】表 4 - 2 - 10。

表 4 - 2 - 10　机器人辅助腹腔镜下回肠代输尿管膀胱再植术手术配合

手术步骤	手术配合
1. 常规消毒铺单	递海绵钳夹持 0.5% 碘伏纱球消毒腹部皮肤，铺无菌单
2. 建立通道连接各线路	递尖刀在脐上缘置入 8.5mm Trocar 作为目镜通道，连接气腹管，维持气腹压 8～10mmHg，直视下分别于左、右侧平脐于锁骨中线连线处各置入 8mm 和 5mm Trocar 作为机器臂通道，与右侧机器臂操作通道上外侧置入 5mm Trocar 作为辅助通道
3. 推进机器人近操作台固定镜头 Trocar	脐上缘连接镜头，左侧脐于锁骨中线连线处 1 号臂，右侧脐于锁骨中线连线处 2 号臂
4. 安装机械手臂	1 号臂马里兰、2 号臂电剪
5. 游离跨髂血管处打开侧腹膜	沿输尿管往下游离至输精管处，注意勿损伤输精管，置入 8cm 长胃管用于助手牵引输尿管用，于输精管下方打开腹膜继续向下游离输尿管至膀胱壁，充分暴露输尿管狭窄处

续表

手术步骤	手术配合
6. 截取回肠和输尿管吻合	回盲部 25cm 处截取一段长约 2.5cm 的回肠沿回肠系膜切开回肠使其去管状化，生理盐水冲洗并用碘伏棉球擦洗回肠，5-0 可吸收将两断端回肠系膜缘对黏膜缝合，置入长约 10cmFr10 胃管，包绕胃管使回肠重新管状化行成 Yang-Monti 管，与膀胱后壁作 5cm 长切口，切开膀胱浆肌层至膀胱黏膜下层，向两侧分离暴露膀胱黏膜，与输尿管口旁全层切开膀胱全层 2cm 大切口作为新的输尿管开口，6-0 可吸收线将 Yang-Monti 管上端与输尿管斜形吻合下端与膀胱下壁黏膜对黏膜间断全层缝合
7. 置入双 J 管，将输尿管与膀胱上壁黏膜对黏膜间断全层缝合	3-0 Prolene 线分别于 Yang-Monti 管膀胱连接处与逼尿肌最高点将 Yang-Monti 管浆肌层与膀胱浆肌层固定，采用 U 型间断缝合切开的膀胱浆肌层 4~5 针，包埋 Yang-Monti 管与膀胱肌层下，形成黏膜下隧道
8. 两断端回肠吻合	4-0 Prolene 线将两断端回肠连续缝合，恢复肠管连续性，经皮穿刺注射庆大霉素溶液于回肠查有无吻合口漏，通过导尿管向膀胱内注入生理盐水，检查吻合口有无漏尿
9. 彻底止血，缝合侧腹膜	温水冲洗，止血，5-0 可吸收连续缝合关闭膀胱侧壁处腹膜和盆腔段输尿管周围的侧腹膜
10. 放置引流管、关闭气腹、退出镜头、退离机器人	留置引流管于陶氏腔，2-0 圆针慕丝带线针体表固定，关闭气腹，推出镜头，排尽余气
11. 清点无误、缝合伤口、敷料贴覆盖伤口	递普通针持夹住 5-0 可吸收缝合腹壁伤口，医用胶水缝合皮缘，无菌敷料贴覆盖各伤口

【注意事项】

1. 术前一日访视患儿，了解患儿的基本情况，交代禁食、禁水时间，告知必要性和危险性，适当解释并简要介绍手术情况，减轻家长的焦虑和担心。

2. 术前、术中、术后注意关注患儿体温变化，注意保暖，消毒和输液的液体用温液体，准备温毯。

3. 保留好病理标本，防止遗失。

4. 注意气腹压力不能太大，容易引起皮下气肿。

5. 术毕检查患儿的皮肤情况，如有压红，水疱等给予减压护理，及时记录和汇报。

6. 检查患儿的血管充盈度，保证穿刺顺利，如有留置针告知家属如何护理，防止脱出。

7. 患儿保暖，防止低体温。

8. 患儿出室带齐衣服，影像学资料和病历。

第三节 心胸外科手术配合

一、胸腔镜下气管食管瘘修补术

气管食管瘘是一种临床少见疾病,为新生儿期严重的消化道畸形。气管和食管之间的瘘管可为先天性或后天性,并可分为气管食管瘘和支气管食管瘘。近年来发病率呈上升趋势,占所有气管疾病的 10% 以上。大部分病例有长期喂奶呛咳史或咳嗽史,常咳出食物颗粒,偶尔合并支气管扩张。气管食管瘘病因复杂,治疗困难,死亡率高,是外科治疗难点,随着手术、内镜、腔镜技术的提高,在气管食管瘘的治疗方面取得了一些新的进展。

【适应证】

1. 食道闭锁合并气管食管瘘。

2. 气管食管瘘Ⅲ型,上段食管为盲端,下段食管有瘘管与气管相通。

【麻醉方式】气管插管全身麻醉。

【手术切口】

1. 观察孔 右侧腋后线第 6 肋间 5mm Trocar 孔。

2. 主操作孔 右侧腋后线第 7 肋间 3mm Trocar 孔。

3. 辅助孔 右侧肩胛线第 7 肋间 3mm Trocar 孔。

【手术体位】

1. 左侧俯卧位,右侧垫高 20°~30°。

2. 患儿的右臂用柔软的棉垫稍垫高置于头右侧,与床水平面约 15°,便于术者腔镜器械的操作。

【手术用物】

1. 敷料 敷料包。

2. 器械 新生儿胸科器械包、儿科腔镜器械包。

3. 特殊用物 30°镜头、1# 丝线、11# 刀片、5 - 0 PDS Ⅱ 可吸收缝合线、5 - 0 圆针可吸收缝合线。

4. 仪器设备 腹腔镜主机(包括摄像机、冷光源、电子气腹机)、高频电刀、温毯、液体加温仪。

【手术步骤与配合】表 4 - 3 - 1。

表 4 - 3 - 1　胸腔镜下气管食管瘘修补术手术配合

手术步骤	手术配合
1. 常规消毒、铺单	递海绵钳夹持0.5%碘伏纱球消毒皮肤。递治疗巾及中单协助铺单,辅大开口,加盖中单
2. 准备胸腔镜用物	连接、检查、调节胸腔镜摄像系统、CO_2 气腹系统、及电切割系统。用治疗巾制作腔镜器械袋,放在术者方便拿取的一侧。术者站于切口一侧
3. 做第1切口:在腋后线第6肋间做一个0.5cm的长切口,置入5mm Trocar 4. 于 Trocar 内放入30°胸腔镜,环顾胸腔一周,观察胸腔内有无粘连,可否施行手术	(1) 递酒精棉球再次消毒切口。 (2) 递11[#]刀切开皮肤、蚊式钳分离、递5mm Trocar 递30°胸腔镜于 Trocar 内置入观察胸腔,确定进入胸腔后打开 CO_2,调节气胸压力为6mmHg
5. 在内镜监视下于腋后线第7肋间做第二切口,置入3mm Trocar,经该 Trocar 置入腔镜用器械	递11[#]刀切开皮肤,递蚊式钳分离,递3mm Trocar,递胸腔镜用3mm 分离钳
6. 于肩胛线第7肋间做第三切口,置入3mm Trocar	递11[#]刀片切开皮肤,递蚊式钳分离,递3mm Trocar
7. 暴露后纵隔,分离暴露近端食管盲端如有需要,分离结扎奇静脉	递腔镜用3mm 电钩分离。将1[#]丝线剪成6cm 一段结扎备用
8. 于气管隆突处分离远端食管及食管气管瘘	递3mm 左弯钳,3mm 分离勾分离
9. 切开近端食管盲端,将近、远两端食管后壁吻合	将5-0 PDSⅡ可吸收缝合线对半剪开,递3mm 腔镜用持针器缝合瘘口
10. 间断吻合食管前壁	由麻醉医生配合术者将术前下的胃管调整位置,先拔出再放进,胶布固定。5-0 PDSⅡ可吸收缝合线继续缝合
11. 冲洗胸腔清点用物	递温盐水冲洗
12. 放置引流、关闭切口	根据患儿大小放入合适的胸腔引流管,5-0 圆针可吸收缝合线缝合胸膜、皮肤
13. 覆盖切口无菌敷料贴覆盖	递无菌敷料贴覆盖

【注意事项】

1. 准备用物,检查性能,确保正常使用。

2. 术前三方核查患儿、手术名称、手术体位等一系列内容。

3. 术中用药双方核查后使用,严格无菌操作。

4. 术中严格观察患儿体温,及时保温,避免体温降低,室温保持在24～26℃之间,正确使用温毯,防烫伤。

5. 为患儿准备舒适体位,头部用凝胶垫固定,注意避免局部特别是眼角膜受压。在有曲肢或受压处均用棉垫加以保护,可控性温毯维护体温。婴儿皮肤娇嫩,防压疮,防电灼伤。

6. 术后及时清点手术用物。

7. 隐私保护

（1）婴幼儿褪去衣物，注意遮盖保护。

（2）心理保护　婴幼儿去掉衣物后会缺乏安全感，及时遮盖被子。

8. 术中体温保护　婴幼儿在入室后即应注意保温，术中极易体温过低。

二、胸腔镜下肺叶切除术

婴幼儿肺叶切除，常见适应证有囊性腺瘤样畸形、隔离肺、肺大疱性病变以及转移性或原发性肿瘤等。以上疾病一经诊断，需要选择合适的手术时机治疗，否则会导致患儿反复发生肺部感染，引起严重的并发症，部分疾病甚至会导致癌变。近年来，儿童胸腔镜肺叶切除微创技术，在我国得到了较广泛的开展，与传统开胸手术相比，应用胸腔镜微创技术治疗儿童先天性肺疾病具有创伤小、恢复快等明显优势。

【适应证】先天或后天因素出现的肺部疾病。

【麻醉方式】气管插管全身麻醉。

【手术入路】

1. 观察孔　腋中线第 7～8 肋间。

2. 主操作孔　腋前线第 4 肋间。

3. 辅助孔　腋后线第 8 肋间。

【手术体位】健侧卧位。

【手术用物】

1. 敷料　敷料包。

2. 器械　基础器械包、腔镜器械包。

3. 特殊用物　30°镜头、11# 刀片、1# 丝线、2－0 角针慕丝带线针、2－0 圆针可吸收缝合线、4－0 圆针可吸收缝合线、5－0 圆针可吸收缝合线、6cm×7cm 敷料贴、导尿包。医用无菌保护套、冲洗管，一次性胸腔硅胶引流管，胸腔闭式引流瓶。

4. 仪器设备　胸腔镜主机（包括显示器、摄像机、冷光源、电子气腹机）、高频电刀主机。

【手术步骤与配合】表 4－3－2。

表 4－3－2　胸腔镜下肺叶切除手术配合

手术步骤	手术配合
1. 常规消毒铺单	递海绵钳夹持 0.5% 碘伏纱球消毒皮肤，协助铺单
2. 准备胸腔镜器械，高频电刀主机	连接，检查，调节胸腔镜摄像系统，连接单极电凝

续表

手术步骤	手术配合
3. 于腋中线第 7~8 肋间，做胸腔镜观察通道	递 11# 刀切开皮肤，电刀电凝止血，血管钳分离肌肉层，第 10mm Trocar 置入胸腔，拔出内芯，置入镜头进行胸腔探查，确定病变部位
4. 于腋前线第 4 肋间做主操作通道和腋后线第 8 肋间做辅助通道	递 11# 刀切开，分别递 2 个 5mm Trocar
5. 探查病变位置及范围	递卵圆钳和分离钳探查，肺叶钳夹持肺叶，确定病变位置及范围
6. 游离肺与胸壁粘连	递电钩游离
7. 暴露叶间裂隙，分离肺动脉分支	递电钩分离，1# 丝线结扎血管
8. 游离并切断支气管	递电钩分离，1# 丝线结扎，取出病肺
9. 胸腔注水探查，清点手术用物 10. 检查胸腔内有无出血，观察孔放置胸腔引流管。固定引流管，连接胸腔闭式引流瓶 11. 缝合伤口 12. 覆盖切口敷料	（1）递温盐水胸腔注水，探查肺残端有无漏气，如有肺漏气，有水泡，递腔镜持针器夹持 4-0 可吸收缝合线缝合 （2）递持针器夹持 2-0 角针慕丝带线针固定引流管 （3）递持针器夹持 2-0 圆针可吸收缝合线依次缝合胸膜，肌肉组织，4-0 圆针可吸收缝合线连续缝合皮下组织，递 75% 乙醇棉球消毒切口周围皮肤，递持针器夹持 5-0 圆针可吸收缝合线连续缝合皮肤 （4）递 75% 乙醇棉球消毒切口皮肤，敷料覆盖

【注意事项】

1. 术前一日访视患儿，了解患儿病情及基本身体状况。

2. 术前 30 分钟调节手术间温度，注意给患儿保暖。

3. 术前体位摆放尽量使肢体处于功能位，避免过度外展。

4. 术后检查受压部位皮肤情况（见小儿胸腔镜气管食管瘘修补）。

三、漏斗胸矫正术

漏斗胸是胸骨、肋软骨的一部分肋骨向脊柱呈漏斗状凹陷的一种畸形。多自第三肋软骨开始到第七肋软骨，向内凹陷变形，一般在胸骨剑突的上方凹陷最深，剑突的前端向前方翘起，分为左右向内对称凹陷和不对称凹陷两种类型。

【适应证】

1. 中、重度漏斗胸，胸廓指数 >3.2。

2. 胸廓畸形进行性加重。

3. 外观畸形影响患儿心理发育者。

【麻醉方式】气管插管全身麻醉。

【手术切口】胸腔镜切口。

【手术体位】仰卧位。

【手术用物】

1. 敷料 敷料包。

2. 器械 小儿腔镜基础器械、小儿腹腔镜器械。

3. 特殊用物 11#刀片、一次性尿管、引流袋、5ml 注射器、0.6mm×265mm 带针钢丝、2-0、4-0 及 5-0 可吸收线、手术医用薄膜、钢丝钳、钢丝剪、30° 镜头、光纤、气腹管、信号连接线、胸腔镜成像系统、一次性保护套、伤口敷贴 索带、专用钢板、固定器、翻转器、折弯器、导引板。

4. 仪器设备 高频电刀、腹腔镜主机。

【手术步骤与配合】 表4-3-3。

表4-3-3 漏斗胸矫正术手术配合

手术步骤	手术配合
1. 消毒、铺巾、手术医用薄膜	递海绵钳夹持0.5%碘伏纱球消毒腹部术区皮肤2遍。常规胸科铺单
2. 固定光纤、气腹管、信号连接线、电刀、吸引器	以纱布捆绑，巾钳固定，防止滑脱
3. 切开皮肤、置 Trocar、进 CO_2 气体、置30°镜头	递11#刀片切开皮肤，干方纱止血，电刀止血
4. 沿腋下切口、充分分离胸骨下肌层、筋膜、止血	电刀电切并止血，平头拉钩牵开视野
5. 以导引板，由肋间隙进入，在胸腔镜指引下经胸骨凹陷最低处，至对侧肋间隙处	递导引板
6. 根据患儿胸廓形状，凹陷指数将专用钢板用折弯器塑形	递钢板、弯板器
7. 用索带连接导引板及专用钢板，回抽，将专用钢板牵引至胸骨凹陷低点处，翻转固定于两侧肋骨外缘，以0.6cm×265mm带针钢丝将专用例板与固定器固定	递钢板、固定器，递线剪剪断索带，针持夹0.6cm×265mm带针钢丝，钢丝剪
8. 探查有无出血，排除 CO_2 气体，逐层缝合，消毒皮肤，缝合切口，敷料覆盖	2-0可吸收线缝合肋间隙，4-0可吸收线缝合肌层，5-0可吸收线皮内缝合皮肤。消毒皮肤，无菌敷料贴覆盖切口

【注意事项】

1. 术前一日访视患儿及其家属，了解患儿病情、基本身体状况及操作配合程度。

2. 术中注意观察患儿体温，注意保暖。

3. 手术时间较长，可用棉垫保护患儿骨隆突处，必要时涂抹液体敷料或粘贴压疮贴。

4. 根据患儿年龄、体重、输尿管及尿道口径选择相应的尿管。

四、纵隔肿瘤切除术

纵隔是小儿胸内肿瘤最常见的部位。纵隔上至第一肋骨下达横膈，前有胸骨后有椎体，而周围有纵隔胸膜环绕。其内容可有两组：①心大血管、食管、气管及其主支；②以胸腺及纵隔淋巴组织为主。

临床上根据纵隔内器官及组织的投影，简单地把纵隔分为前、中、后三部分。胸骨之后、心脏、升主动脉和气管之前，狭长的倒置三角形区域为前纵隔；心脏主动脉弓、气管、肺门和食管所占据的范围为中纵隔；食管之后及脊柱旁沟区为后纵隔。

【适应证】纵隔肿瘤患儿。

【麻醉方式】气管插管全身麻醉。

【手术切口】

1. 前纵隔肿瘤 前胸外侧切口。

2. 后纵隔肿瘤 后外侧切口。

【手术体位】侧卧位。

【手术用物】

1. 敷料 敷料包。

2. 器械 小儿胸基础器械。

3. 特殊用物 15#刀片、电刀笔、2-0圆针可吸收线、4-0圆针可吸收线、5-0圆针可吸收线、1#慕丝线、2-0圆针慕丝带线针、20cm×30cm无菌手术贴膜、伤口敷贴。

4. 仪器设备 高频电刀。

【手术步骤与配合】表4-3-4。

表4-3-4 纵隔肿瘤切除术手术配合

手术步骤	手术配合
1. 消毒皮肤，术野贴手术医用薄膜	递海绵钳及0.5%碘伏纱球消毒、干纱布块，协助贴膜
2. 自第5或第6肋骨床或自肋骨起，前至锁骨中线的肋骨与肋软骨交界处，与肋间平行至肩胛下角，后至脊柱与肩胛骨中线，稍后上延至第5胸椎平面切开皮肤，皮下组织，逐层切开	递有齿锯，15#切皮刀，电刀切开皮下组织，边切边凝血
3. 切开肋间肌、胸膜，入胸	递蚊式钳、压舌板将肋间肌、胸膜切开，递胸撑
4. 游离纵隔囊肿	递无损伤锯或电刀，将肿瘤包膜剥离，1#丝线分别结扎血管远近端
5. 冲洗纵隔，彻底止血	递温生理盐水冲洗，电凝止血

续表

手术步骤	手术配合
6. 于切口下缘肋间肌放里胸腔引流管，并固定	递18~24号胸腔引流管（根据年龄选择合适型号引流管），放置胸腔引流管，用2-0圆针慕丝带线针固定胸管
7. 关胸	递肋骨合拢器将肋骨拉拢，用2-0可吸收线间断缝3~4针
8. 逐层缝合各层肌肉	递2-0或4-0可吸收线缝合各层肌肉
9. 缝皮	递5-0可吸收线行皮内缝合
10. 覆盖伤口	敷料覆盖切口

【注意事项】

1. 术前一日访视患儿及其家属，了解患儿病情、基本身体状况及操作配合程度。

2. 术中注意观察患儿体温，注意保暖。

3. 手术时间较长，可用棉垫保护患儿骨隆突处，必要时涂抹液体敷料或粘贴压疮贴。

4. 根据患儿年龄、体重、输尿管及尿道口径选择相应的尿管。

五、建立体外循环动、静脉插管术

【手术步骤与配合】见表4-3-5。

表4-3-5　体外循环动、静脉插管术

手术步骤	手术配合
1. 显露心脏	递血管镊和电刀切开心包，递4-0涤纶编织线（体重>8kg）或3-0涤纶编织线（体重>10kg）悬吊心包，递胸腔牵开器显露术野
2. 游离主动脉	递血管镊和电刀游离升主动脉与肺总动脉之间的结缔组织
3. 缝主动脉荷包	递"正针""反针"5-0 Prolene各1针缝主动脉双层荷包，递细线引子加细阻断管（简称套圈），弯蚊式待固定
4. 缝上腔静脉荷包	递"正针"5-0 Prolene缝荷包，在右心耳做荷包，递套圈、蚊式钳待固定
5. 主动脉插管	递蚊式钳夹住升主动脉根部外膜固定主动脉，递血管镊和组织剪刀在升主动脉荷包线中央剪开主动脉外膜，递纱布拭血，递主动脉插管待检查后，顺势递尖刀在血管壁上切一小口，插入主动脉插管，收紧双荷包线固定插管，递10#丝线固定阻断管与主动脉插管，避免滑脱
6. 做上腔静脉插管	递组织剪刀剪开心耳处，递血管镊提起心房递上腔静脉导管经切口插入，收紧荷包线，10#丝线固定
7. 缝下腔静脉荷包	递"正针"5-0 Prolene缝荷包，在右心房外侧壁下放置荷包线，递套圈、蚊式钳待固定

续表

手术步骤	手术配合
8. 做下腔静脉插管	递血管镊固定该荷包线心房壁，递 11# 刀切开下腔静脉，递口扁钳扩开切口，随即递下腔静脉插管经切口插入，收紧荷包，10# 丝线固定
9. 做下腔静脉阻断带	在心包膜反折处分离上腔静脉，并上阻断带递肾蒂钳游离，递 10# 线当阻断带并拉出下腔静脉后壁游离下腔静脉，并递血管钳待固定阻断带
10. 做上腔静脉阻断带	递直角钳游离并绕过上腔静脉后壁，递 10# 丝线阻断带，血管钳钳夹待固定
11. 上腔静脉插管从右心房进入上腔静脉	递精细镊和组织剪刀，剪开上腔静脉插管固定线，将上腔静脉插管从右心房送入上腔静脉，10# 线重新固定
12. 缝冷灌荷包	递 5-0 Prolene 缝合包，在主动脉根部放置冷灌荷包针荷包线，递套圈、蚊式钳待固定，递冷灌针，收紧荷包
13. 上下腔静脉、主动脉阻断	分别收紧上腔、下腔的阻断带，做上、下腔静脉阻断，递主动脉阻断钳，阻断主动脉
14. 冷灌开始	从冷灌针处注入冷灌液 50ml/kg
15. 拔管	依次拔出冷灌管、下腔静脉管、上腔静脉管、主动脉管，拔管后荷包线打结，5-0 Prolene 缝扎一次

六、室间隔缺损修补术

室间隔缺损是指室间隔在胚胎时期发育不全，形成异常交通，在心室水平产生左向右分流。室间隔缺损为最常见的先天性心脏病（先心病），约占先心病的 20%，可单独存在，也可与其他畸形并存。缺损常在 0.1~3cm，位于膜部者则较大，肌部者则较小。缺损若 <0.5cm 则分流量较小，多无临床症状。若缺损小者心脏大小可正常，缺损大者左心室较右心室增大明显。

【适应证】各型室间隔缺损。

【麻醉方式】气管插管全身麻醉 + 体外循环。

【手术切口】胸部正中切口。

【手术体位】仰卧位。

【手术用物】

1. 敷料 敷料包。

2. 器械 心脏基础器械包。

3. 特殊用物 5-0 Prolene 线、6-0 Prolene 线、0# PDS II 可吸收缝合线、胸骨锯、摆锯（二次开胸）。

4. 仪器设备 除颤器主机、胸骨锯、头灯、高频电刀。

【手术步骤与配合】见表 4-3-6。

表4-3-6 室间隔缺损修补术手术配合

手术步骤	手术配合
1. 消毒皮肤	常规消毒，协助医生铺单
2. 开胸，建立体外循环	常规开胸。见体外循环动、静脉插管术（表4-3-5）
3. 经右房室间隔缺损修补术	
（1）心房横行或斜形切开右心房	递11#刀切开皮肤，组织剪扩大切口
（2）心房切口缝牵引线，显露膜部型、房室通道型或肌部型室间隔缺损	递5-0 Prolene单针2针缝牵引线，递心房拉钩牵拉三尖瓣前瓣叶，显露缺损部位
（3）修补室缺	递牛心包补片及组织剪修剪补片，递蚊式钳固定于治疗巾上，打水待用；递5-0 Prolene间断褥式缝合或连续缝合缺损部位
（4）缝合右心房切口	递5-0 Prolene双针缝合
4. 经肺动脉室间隔缺损修补术	
（1）行或横行切开肺动脉	递11#刀切开皮肤，组织剪扩大切口
（2）显露嵴上型或干下型室缺	递5-0 Prolene单针2针缝牵引线，递心内拉钩显露室间隔缺损的周界与肺动脉瓣的关系
（3）修补室缺	递带垫片5-0 Prolene双针间隔或连续缝合，闭合缺损
（4）闭合肺动脉切口	递6-0 Prolene双针连续缝合
5. 关闭右心房切口	递5-0 Prolene双针连续缝合
6. 复温，停机	见体外循环动、静脉插管术（表4-3-5）
7. 关闭胸部切口	清点用物，安置胸腔引流管，患儿体重在15kg以下0# PDS Ⅱ缝合线关闭胸骨，患儿体重＞15kg用钢丝关闭胸骨，逐层关闭，3-0圆针可吸收缝合线皮内缝合，5-0 Prolene缝合皮肤

【注意事项】

1. 术前一日访视患儿，了解患儿病情及基本身体状况。

2. 选择合适的小儿负极板，选择肌肉丰富处。

3. 婴幼儿手术术前30分钟将室温适当调高，复温时及时调整室温，心脏复搏后准备38~47℃温盐水。

4. 不要剧烈运动，适当休息避免疲劳过度。

5. 注意输液速度，以防加重心脏负荷，导致心力衰竭。

6. 尽量避免患儿哭闹，减少刺激。

7. 注意患儿皮肤保护，防止压疮。

8. 注意检查各种管路是否通畅。

9. 密切观察患儿生命体征。

10. 转运过程中注意患儿保暖。

七、法洛四联症矫治术

法洛四联症是右心室漏斗部或圆锥发育不全所致的一种具有特征性肺动脉狭窄和室间隔缺损的心脏畸形，包括肺动脉狭窄、室间隔缺损、主动脉骑跨和右心室肥厚。法洛四联症患儿的预后主要取决于肺动脉狭窄程度及侧支循环情况，重症四联症有25%~35%在1岁内死亡，50%患儿死于3岁内，70%~75%死于10岁内，90%患儿会夭折，主要是由于慢性缺氧引起，红细胞增多症，导致继发性心肌肥大和心力衰竭而死亡。因此确诊后不受年龄限制均应手术治疗。

【适应证】法洛四联症。

【麻醉方式】气管插管全身麻醉。

【手术切口】胸部正中切口。

【手术体位】仰卧位。

【手术用物】

1. 敷料 敷料包、中单。

2. 器械 心脏基础器械。

3. 特殊用物 11#刀片、15#刀片、4#丝线、10#丝线、4-0涤纶编织线、5-0 Prolene 线、0#PDSⅡ可吸收缝合线、3-0圆针可吸收缝合线、2-0角针慕丝带线针、骨蜡、流出道探子。

4. 仪器设备 除颤器主机、胸骨锯、头灯、高频电刀。

【手术步骤与配合】表4-3-7。

表4-3-7 法洛四联症矫治术手术配合

手术步骤	手术配合
1. 消毒皮肤	常规消毒铺单
2. 开胸，取自体心包	常规开胸，递心内血管镊，组织剪，留取自体心包，浸入0.6%戊二醛内15~20分钟，冲洗后备用或牛心包自备待用
3. 建立体外循环	见体外循环动、静脉插管术（表4-3-5）
4. 疏通右心室流出道及肺动脉	流出道探子测试，5-0 Prolene 牵引，蚊式钳固定，11#刀片切开右心室流出道，心内剪刀扩大缺口，切除肥厚肌束，流出道探子探查肺动脉直径大小
5. 室缺修补	递心内拉钩，暴露室缺大小，用自体心包或牛心包裁剪适当大小的心包补片修补，5-0 Prolene 缝合
6. 右心室流出道加宽	递组织剪修剪合适心包片加宽右心室流出道，递5-0 Prolene 缝合补片，若肺动脉主干及肺动脉瓣环细小（小于正常值2/3），则补片跨过肺动脉瓣环加宽肺动脉

续表

手术步骤	手术配合
7. 复温，停机	见体外循环动、静脉插管术（表4-3-5）
8. 关闭心房切口	递5-0 Prolene 缝合心房
9. 关闭胸部切口	清点用物，安置胸腔引流管，患儿体重在15kg以下0# PDSⅡ缝合线关闭胸骨，患儿体重 >15kg 用钢丝关闭胸骨，逐层关闭，3-0 圆针可吸收缝合线皮内缝合

【注意事项】

1. 术前一日访视患儿，了解患儿病情及基本身体状况。

2. 选择合适的小儿负极板，选择肌肉丰富处。

3. 术前30分钟调节手术间温度。

4. 注意输液速度，以防加重心脏负荷，导致心力衰竭。

5. 尽量避免患儿哭闹，加重发绀和缺氧发作。

6. 注意患儿皮肤保护，防止压疮。

7. 密切观察患儿生命体征。

8. 转运过程中注意患儿保暖。

八、完全型大动脉转位矫治术

大动脉转位是指主动脉下圆锥适度吸收与肺动脉下圆锥未吸收造成血管位置在解剖上错位，形成体循环与肺循环血流异常的一种先天性畸形。几乎所有患儿都有心房内交通，2/3病例有动脉导管开放，约1/3病例合并室间隔缺损。完全性大动脉错位根据其解剖条件、患儿年龄、伴发的其他心内畸形来决定手术方法，最经典的就是 Switch（适用于肺动脉瓣无狭窄及双心室结构的 TGA）。为了避免因肺动脉较短而使用导管连接新的肺动脉干断端，即充分分离肺动脉干及其分支，并将其转移到主动脉前方，使肺动脉干远心端有足够长度可以和主动脉根部吻合。

【适应证】 完全性大动脉转位（TGA）。

【麻醉方式】 气管插管全身麻醉。

【手术体位】 仰卧位，肩下垫高，充分暴露胸骨上窝。

【手术切口】 胸骨正中切口。

【手术用物】

1. 敷料 敷料包、中单。

2. 器械 心脏基础器械。

3. 特殊用物 11#刀片、15#刀片、4#丝线、10#丝线、4-0涤纶编织线、

5 - 0 Prolene 线、6 - 0 Prolene 线、7 - 0 Prolene 线、0#PDSⅡ可吸收缝合线、3 - 0 圆针可吸收缝合线、2 - 0 角针慕丝带线针、起搏导线、冠状动脉探子、冠状动脉剪刀、前向剪刀、回头剪刀、无损伤镊、阻壁钳、心耳钳、"哈巴狗"夹、骨蜡。

4. 仪器设备 除颤器、胸骨锯、头灯、高频电刀。

【手术步骤与配合】表4 - 3 - 8。

表4 - 3 - 8 完全型大动脉转位矫治术手术配合

手术步骤	手术配合
1. 常规开胸,去除胸腺,取自体心包,0.6%戊二醛固定备用	开胸配合见胸骨正中切口,0.6%戊二醛固定心包15~20分钟,盐水冲洗10遍
2. 建立体外循环,灌注,取冰水保护心肌	见体外循环动、静脉插管术(表4 - 3 - 5)
3. 解剖游离主肺动脉,左右肺动脉彻底游离至肺门处	递术者左手心内血管镊(本节简称镊子),右手小直角,剪刀游离主肺动脉,助手镊子协助
4. 缝扎动脉导管	递术者左手镊子,右手直角游离,5 - 0 Prolene 双"反针"缝合主动脉瓣肺动脉端,组织剪剪断动脉导管
5. 经右房修补房缺、室缺	递助手心内拉钩暴露术野,术者左手镊子,5 - 0 Prolene 2针做心内牵引,5 - 0 Prolene 双针修补室缺,房缺可直接修补,必要时补片修补
6. 断主动脉 距离冠状动脉开口上方1cm处横断升主动脉,探查左右冠状动脉开口,将左右冠状动脉开口呈"纽扣状"剪下并游离其近心端	递术者冠状动脉探条探查左右冠开口是否有小侧支,左手持镊子,右手分别递静脉剪刀、前向剪刀、回头剪刀,修剪左右冠状动脉壁形态
7. 断肺动脉	递术者左手镊子,右手11#刀,于左右肺动脉分叉近心端1cm处横断,检查肺动脉瓣
8. 升主动脉与肺动脉远端换位 肺动脉分叉跨在主动脉上,主动脉从肺动脉分叉下方穿出,将主动脉阻断钳换至肺动脉前方再阻断主动脉	递术者左手镊子夹住远端主动脉开口,右手递主动脉阻断钳,进行升主动脉与肺动脉远端换位
9. 建立新的主动脉 将"纽扣状"左右冠状动脉开口分别于原肺动脉根部进行连续缝合,形成新的主动脉根部,再与升主动脉端端吻合,完成主动脉重建	递术者左手镊子,右手7 - 0 Prolene 吻合左右冠状动脉,进行连续缝合(双针双针持),锁针固定(7 - 0 Prolene 单针夹橡皮蚊式钳),递7 - 0 Prolene 吻合升主动脉与原肺动脉根部连续缝合(双针双针持,不要锁针)
10. 冠状动脉吻合后,镊子暂夹闭冠状动脉近端,开放主动脉,观察心肌颜色、冠状动脉及心室张力,检查冠状动脉是否扭曲、阻塞	递术者镊子,干纱布拭血检查
11. 建立新的肺动脉 取适当牛心包补片修补原主动脉根部血管壁,与肺动脉主干吻合形成新的肺动脉干。体外循环转流复温	递术者左手镊子,右手6 - 0 Prolene 连续缝合(双针双针持)肺动脉
12. 缝合右房房壁	递术者左手镊子,右手5 - 0 Prolene 关房壁

手术步骤	手术配合
13. 停机，拔管　减流量，升温至 36℃，拔下腔静脉插管，观察无异常后拔上腔及主动脉插管；完全停止体外循环	递术者左手镊子，右手剪刀剪断固定线，医生打结时，打湿其指端及缝线
14. 止血　检查有无出血点，温盐水冲洗，速即纱一片切成四片分别滴入生物蛋白胶并置予各个吻合口处止血	递术者左手镊子夹持干纱布检查有无出血点，温盐水冲洗，止血耗材覆盖止血
15. 关胸　生命体征平稳后方可关胸；也可延迟关胸	常规关胸，安置胸腔引流管，患儿体重在 15kg 以下 0#PDS Ⅱ缝合线关闭胸骨，患儿体重 >15kg 用钢丝关闭胸骨，逐层关闭，3 - 0 角针可吸收缝合线皮内缝合，5 - 0 Prolene 缝合皮肤。 延迟关胸只缝合皮肤，取无菌橡胶手套剪成椭圆形，用 5 - 0 Prolene 与皮缘连续缝合

【注意事项】

1. 对婴幼儿腕带标识严格核对。

2. 术前 30 分钟调节手术间温度，术中及时调节变温毯的温度，不高于38℃。

3. 处理心包要完全展开铺平后再用戊二醛固定，且戊二醛带有毒性，固定后的心包需冲洗 10 遍，方可使用，固定心包的器械不再使用，器械护士手套需要更换。

4. 保护心肌必须用冰融或冰水，不可出现冰碴，以免造成损伤。

5. 密切观察患儿生命体征。

6. 检查术中受压部位皮肤完整性。

7. 转运过程中注意患儿保暖。

九、中央分流术

中央分流手术是体 – 肺动脉分流中的一种，指升主动脉与主肺动脉吻合，针对肺血减少型复杂先心病、肺动脉及左右肺动脉发育不良患儿。手术目的是增加肺血流量，改善低氧血症，促进肺血管发育。在复杂的先心病手术治疗中，常常由于患儿术前病情严重，肺动脉重度发育不良，不能耐受Ⅰ期根治手术而进行的姑息性手术，可以减轻症状，改善生活质量，为根治手术创造条件。在增加肺血流量手术当中，中央分流手术是最简单、实用和有效的手术方式。

【适应证】肺血少、严重缺氧、双侧肺动脉发育不良的患儿。

【麻醉方式】气管插管全身麻醉。

【手术切口】胸部正中切口。

【手术体位】仰卧位，肩部垫高30°。

【手术用物】

1. 敷料　敷料包、中单。

2. 器械　心脏基础器械。

3. 特殊用物　11#刀片、15#刀片、心包悬吊线（根据公斤体重选择 2 – 0 至 4 – 0 涤纶编织线）、5 – 0 Prolene 线、7 – 0 Prolene 线、C 型血管钳、打孔器、电刀。

4. 仪器设备　胸骨锯、除颤器、高频电刀。

【手术步骤与配合】表 4 – 3 – 9。

表 4 – 3 – 9　中央分流术手术配合

手术步骤	手术配合
1. 消毒、铺单	递海绵钳钳夹 0.2% 的复合碘消毒液纱球消毒皮肤。协助医生常规铺单
2. 开胸，悬吊心包、暴露心脏	递15#刀片切开皮肤，电凝止血，分离皮下组织暴露胸骨及剑突。递胸骨锯自剑突向上锯开胸骨，骨蜡止血，胸骨牵开器撑开胸骨暴露心包。递心内血管镊、电刀切开心包暴露心脏。悬吊心包常规 3~4 针
3. 游离肺动脉和升主动脉	递组织镊、剪刀、直角钳分离
4. 做人工血管吻合（先吻合远心端后吻合近心端）	递 C 形血管钳夹闭肺动脉主干，递11#刀纵行切开肺动脉做吻合口。备 2 针 5 – 0 Prolene 线牵引肺血管，橡皮蚊式钳固定。递人工血管、7 – 0 Prolene，尾部 1/3 处夹橡皮蚊式钳。做人工血管的远心端吻合，吻合完毕取出 C 形血管钳排气，递"哈巴狗"夹闭人工血管肺动脉端。递11#刀在人工血管侧壁切开圆形豁口，递 C 形钳夹闭 1/2 升主动脉。递11#刀剖开主动脉血管壁，递打孔器打孔。重复 2 次上述操作，递 2 针 5 – 0 Prolene 线牵引，尾端 1/3 处夹橡皮蚊式钳。递 7 – 0 Prolene 线做升主动脉与人工血管主动脉端侧壁吻合，7 – 0 Prolene 缝闭人工血管远端。打开"哈巴狗"夹排气，递注射器盐水测试吻合口有无渗血
5. 止血关胸	放置引流管，清点物品后关闭心包。常规逐层关闭胸腔

【注意事项】

1. 对婴幼儿腕带标识严格核对。

2. 协助麻醉师实施麻醉和各项穿刺操作。

3. 术前 30 分钟调节手术间温度，术中及时调节变温毯的温度，不能高于 38℃。

4. 密切观察患儿生命体征。

5. 检查术中受压部位皮肤完整性。

6. 转运过程中注意患儿保暖。

十、极低体重儿床旁动脉导管未闭结扎术

足月新生儿的动脉导管通常在生后 3 天内功能性闭合，但早产儿这个闭合过

程却延迟了，尤其是对于胎龄小于 28 周的新生儿，动脉导管未闭（PDA）的发生率可高达 68%。由于 PDA 在大动脉水平存在左向右分流，故可导致新生儿呼吸窘迫、心力衰竭、低血压及体循环低血容量组织灌注，同时还增加了脑室内出血、坏死性小肠结肠炎、慢性肺脏疾病相关性疾病的发生率。但通过外科手术闭合经内科治疗无效的 PDA 已被认为是一种有效的治疗手段。PDA 手术常规安排在手术室进行，但鉴于 PDA 早产儿在转运至手术室的过程中极易发生低体温、生命体征波动等情况，有人主张在重症监护室内进行手术，减少患儿转运风险的同时，提高手术的成功率。

【适应证】动脉导管未闭的诊断一经确定，而无禁忌者，均可手术。

【麻醉方式】气管插管全身麻醉。

【手术切口】左胸后外侧切口，经第 3 或第 4 肋间进胸。

【手术体位】左侧卧位。

【手术用物】

1. 环境准备 NICU 正负压病室、恒温辐射台。

2. 敷料 敷料包。

3. 器械 PDA 器械包。

4. 特殊物品 10# 刀片、10# 丝线、电刀、新生儿负极板、5cm × 6cm 敷料贴、5 - 0 Prolene 线、显影纱布。

5. 仪器设备 高频电刀。

【手术步骤与配合】表 4 - 3 - 10。

表 4 - 3 - 10 早产超、极低出生体重儿床旁动脉导管未闭结扎术手术配合

手术步骤	手术配合
1. 消毒、铺单	递海绵钳钳夹 0.5% 碘伏沙球消毒皮肤。协助医生常规铺单
2. 开胸	递无齿镊做标记，递小刀切开皮肤，递纱布拭血，递电刀止血，逐层游离肌群
3. 进入胸腔	沿肋骨上缘切开肋间肌，递蚊式钳钝性进入胸腔，递开胸器打开胸腔，显露由降主动脉、迷走神经及喉返神经构成的导管三角区。在此区内可扪及连续性震颤
4. 显露纵隔胸膜、显露动脉导管	递片钩推开左肺暴露纵隔，递无创血管镊电刀沿主动脉轴纵行切开后纵隔胸膜，上端到左锁骨下动脉，下端到动脉导管下方 1cm
5. 阻断试验	递导管阻断钳递，术者用手指压住或用导管钳夹动脉导管 5 ~ 10 秒，进行阻断试验。如出现下肢血压下降、心率增快，心律不齐、经皮血氧饱和度下降，则不应关闭导管。反之，手术可以继续
6. 结扎动脉导管	递心内血管镊和小直角钳，在小直角钳的引导下，递 10# 丝线，经导管后壁套过一根 10# 丝线。将血压降至 50/30mmHg 后，结扎导管的主动脉端。应逐步缓慢收紧结扎线，直至肺动脉端震颤消失，再稍加缩紧即可。必要时双线结扎

续表

手术步骤	手术配合
7. 缝合纵隔胸膜	递 5 – 0 Prolene 连续缝合
8. 关胸	递组织镊、针持钳夹持 3 – 0 圆针可吸收缝合线或 4 – 0 圆针可吸收缝合线缝合肋间肌、5 – 0 Prolene 缝合皮下及皮肤，敷料贴覆盖切口

【注意事项】

1. 对婴幼儿腕带标识严格核对。

2. 熟悉手术步骤配合熟练，尽量缩短手术时间。

3. 备好各种抢救设备、药品。

4. 密切观察患儿生命体征，术中 5～10 秒的阻断试验。如出现血压下降、心率增快、心律不齐、经皮血氧饱和度下降，则不应关闭导管。反之，手术可以继续进行。

5. 体位安置安全合理，防止坠床，预防压疮。

十一、经食管超声引导下房间隔缺损经胸封堵术

房间隔缺损（ASD）是常见的先天性心脏病，是左右心房之间的间隔发育不全，遗留缺损造成血流可相通的先天性畸形。房间隔缺损根据胚胎发育可分为继发孔型及原发孔型缺损两大类，前者居多数。介入手术是治疗先天性心脏病的手段之一，具有创伤小、恢复快的特点。经食管超声引导下房间隔缺损经胸封堵术具有手术时间短，不需要体外循环，术后患儿疼痛轻，并发症少，易于护理，康复快等优势。

【适应证】

1. 房间隔缺损直径为 5～34mm。

2. 房间隔缺损边缘至冠状静脉窦、上下腔静脉及肺静脉开口距离 >5mm，至房室瓣距离 >7mm。

3. 所选用的封堵器左心房侧盘的直径应大于房间隔缺损的直径。

4. 继发型单纯房间隔缺损。

【麻醉方式】气管插管全身麻醉。

【手术切口】胸骨右侧切口。

【手术体位】仰卧位，肩部垫高 30°。

【手术用物】

1. **敷料**　敷料包、中单。

2. **器械**　心脏基础器械。

3. **特殊用物**　4 – 0 涤纶编织线、5 – 0 Prolene 线、4 – 0 Prolene 线、3 – 0 圆

针可吸收缝合线。

4. 仪器设备　超声主机、除颤器。

【手术步骤与配合】表 4 – 3 – 11。

表 4 – 3 – 11　经食管超声引导下房间隔缺损经胸封堵术

手术步骤	手术配合
1. 常规消毒	递海绵钳夹 0.2% 的复合碘消毒液纱球消毒皮肤
2. 常规铺单	协助医生铺单
3. 超声定位	将超声探头经患儿食管插至左心房后方位置
4. 胸骨旁切口，经第四肋间进胸	递 4 – 0 涤纶编织线悬吊并切开心包
5. 缝荷包	递 5 – 0 Prolene 在右心耳处缝双荷包
6. 超声探查房间隔缺损位置及大小	选择型号合适的封堵器并缝一根 4 – 0 Prolene 做牵引、固定备用，肝素盐水浸泡待用
7. 封堵器输送鞘	将封堵器输送鞘从右心耳荷包内经房缺进入左心房，固定输送鞘
8. 装载封堵器	（1）将封堵器完全置入装载器内，装载器连接输送鞘管，推送输送导丝将封堵器通过输送鞘管至左心房 （2）在超声引导下释放封堵器的左房侧，然后回拉使其靠近房间隔右房面，固定输送导丝，回撤输送鞘管，释放封堵器的右房 （3）超声监测无分流，二尖瓣、三尖瓣、主动脉瓣启闭正常，释放封堵器
9. 止血关胸	3 – 0 可吸收缝合线缝合切口

【注意事项】

1. 对婴幼儿腕带标识严格核对。

2. 熟悉手术步骤和封堵器的正确使用。

3. 备好各种抢救设备、药品及体外循环所需物品，封堵不成功立即进行体外循环。

4. 协助麻醉师实施麻醉和各项穿刺操作。

5. 术前 30 分钟调节手术间温度，术中及时调节变温毯的温度，不高于 38℃。

6. 密切观察患儿生命体征。

7. 检查术中受压部位皮肤完整性。

8. 转运过程中注意患儿保暖。

十二、完全性心内膜垫缺损矫治术 AVSD（房室通道矫治术）

完全性心内膜垫缺损系心房与心室之间十字交叉结构缺失，导致心房与心室间存在间隙，在心脏收缩过程中导致大量非限制性左向右分流，早期即可出现严重肺动脉高压，肺充血从而导致肺炎的反复发生，又因为完全性心内膜垫缺损合并瓣叶裂，故多数患儿多合并中度及以上的房室瓣关闭不全，从而加重心室腔扩大，极易诱发心力衰竭，而严重影响生活质量，病死率高。完全性心内膜垫缺损的手术多分为单片法、改良单片法及双片法三种，单片法因为操作难度大，效果差逐渐被摒弃。现主流的矫治方法常见改良单片法和双片法两种。主要目的是修补瓣叶裂，修复瓣膜功能，减轻瓣膜关闭不全，同时重建十字交叉结构，消灭心房与心室间的交通，去除左向右分流从而改善肺部充血，去除症状，达到心脏瓣膜及心室功能正常的目的。

【适应证】

1. 房室间存在巨大异常交通的患儿。

2. 瓣膜中、重度关闭不全的患儿。

【麻醉方式】气管插管全身麻醉＋体外循环。

【手术切口】胸骨正中切口。

【手术体位】仰卧位，肩下垫高，充分暴露胸骨上窝。

【手术用物】

1. 敷料　敷料包、中单。

2. 器械　体外循环基础器械包、小儿精细器械补充包。

3. 特殊用物　胸骨锯、电刀、负压引流装置、小儿流出道探子。

4. 仪器设备　有条件下经食管超声（术后监测瓣膜反流情况及房室间有无残余分流情况）。

【手术步骤与配合】表4-3-12。

表4-3-12　完全性心内膜垫缺损矫治术 AVSD（房室通道矫治术）手术配合

手术步骤	手术配合
1. 消毒、铺单	递卵圆钳夹持0.2%的复合碘纱球消毒皮肤，消毒2遍。同胸骨正中切口铺单
2. 依次切开皮肤、皮下脂肪及筋膜层	递有齿镊及75%乙醇棉球，递15#刀切开皮肤，电刀切开皮下及肌层，递无菌显影纱布置于切口两侧压迫止血，电刀处理止血并做中线标记，以免劈胸骨时偏离中线
3. 胸骨后间隙处理	电刀游离胸骨上窝，随后游离剑突，经剑突下间隙钝性游离胸骨后间隙，注意避免破坏胸膜结构
4. 锯开胸骨	钢丝钳夹持剑突边缘，胸骨锯经中线自下而上沿胸骨正中线劈开胸骨，骨蜡填充骨髓腔止血，递电刀处理胸骨两侧骨膜出血，牵开器牵开胸骨暴露纵隔
5. 肝素化	3mg/kg肝素，全身肝素化抗凝

续表

手术步骤	手术配合
6. 祛除多余胸腺组织，打开心包并悬吊	递电刀游离两侧胸腺，必要时两侧均给予拆除暴露上纵隔。延中线切开心包，吸出多余心包积液后，继续扩大心包切口暴露整个心脏及主动脉、肺动脉，游离主动脉远心端心包反折充分暴露升主动脉远心端，递3-0或4-0涤纶编织线3~4针悬吊心包暴露心脏
7. 常规建立体外循环	常规开胸（见体外循环动、静脉插管术）
8. 缝冷灌荷包	电刀处理升主动脉根部前壁外膜暴露升主动脉，5-0 Prolene线缝合包，剪刀剪线环套阻断管备阻断，递冷灌针经升主动脉荷包刺入，退出部分针芯，并给予固定冷灌针后退出整个针芯连接冷灌灌注管路（完成排气）
9. 心脏停搏	组织剪刀剪开上腔静脉插管固定线，将上腔静脉插管放入上腔静脉，10#丝线给予固定，递剪刀剪线。停呼吸，上腔静脉端10#线暂时阻断上腔静脉回流，下腔静脉端10#线暂时阻断下腔静脉回流，左手升主动脉阻断钳，阻断主动脉，开始冷灌灌注（HTK），尖刀切开右心房，精细心内剪刀扩大房间隔切口，防止左心引流管引流开始。4℃冰水混合物持续心肌表面降温
10. 悬吊心房	5-0 Prolene线悬吊心房3~4针，暴露共同瓣及心室缺损
11. 探查室缺大小（室缺大多采用双片法，室缺小多采用改良单片法）	（1）改良单片法（室缺小） ①50ml注射器带10cm长导尿管，注水测试共同瓣功能，半针5-0 Prolene线定位分割二尖瓣与三尖瓣定位标记，反复测试确定标记点 ②根据整个房室间隔缺损大小裁剪牛心包补片（组织剪刀裁剪） ③5-0 Prolene线双针带垫片间断——缝合室缺下线并穿过共同瓣瓣膜及牛心包补片，皮蚊钳夹每一针；随后收紧缝线将补片与瓣膜向下挤压至缺损上缘闭合室缺，湿手后打结并剪线，注意第一针及最后一针留半针待缝合原发孔房缺，皮蚊钳暂时钳夹 ④递长半针5-0 Prolene线牵引心包补片暴露二尖瓣叶裂，5-0 Prolene线间断修补共同瓣二尖瓣侧瓣叶裂（必要时带双折垫片） ⑤50ml注射器带红尿管反复测试二尖瓣反流情况，若仍有反流，双针5-0 Prolene线带垫片环缩前内侧二尖瓣环及后外侧瓣环，打结前流出道探子根据体重测试二尖瓣瓣口大小 ⑥环缩二尖瓣环后反复测试二尖瓣关闭功能情况，满意后修补房缺 （2）双片法（室缺大） ①50ml注射器带10cm长导尿管，注水测试共同瓣功能，半针5-0 Prolene线定位分割二尖瓣与三尖瓣定位标记，反复测试确定标记点 ②根据室间隔缺损大小裁剪牛心包补片（组织剪刀裁剪，必要时10#丝线测量室缺长度及宽度） ③5-0 Prolene线双针带垫片缝合牛心包补片与室间隔缺损前上缘，半针穿前上缘瓣膜根部后钳夹皮蚊钳，另一半针连续缝合牛心包补片与缺损上缘，缝至室缺后下缘后穿出下缘瓣膜根部 ④双针5-0 Prolene线间断6-12针（根据补片上缘长度）将牛心包补片与分割好的共同瓣间断缝合，注意缝合时间距匀称，补片平顺，每一针穿过瓣膜后——用皮蚊钳钳夹 ⑤根据房缺大小裁剪牛心包补片，将牛心包补片瓣膜侧与过瓣膜缝线，一一间断缝合于牛心包补片瓣膜侧，注意间距匀称，心房侧补片下压至瓣膜收紧缝合

续表

手术步骤	手术配合
11. 探查室缺大小（室缺大多采用双片法，室缺小多采用改良单片法）	⑥5-0 Prolene 线牵引心房侧补片显露二尖瓣前瓣裂，5-0 Prolene 线间断4~6针修补共同瓣二尖瓣侧瓣叶裂（必要时带双折垫片） ⑦50ml 注射器带红尿管反复测试二尖瓣反流情况，若仍有反流，双针5-0 Prolene 线带垫片环缩前内侧二尖瓣瓣环及后外侧瓣环，打结前流出道探子根据体重测试二尖瓣瓣口大小 ⑧环缩二尖瓣瓣环后反复测试二尖瓣关闭功能情况 ⑨去除心房侧牵引线，将前上缘与后下缘各有半针5-0 Prolene 线将心房侧补片修补原发孔房缺，连续缝合，最后膨肺后湿手打结 ⑩开放主动脉根部连接注射器，调整左心流量，麻醉师膨肺左心排气后，将调整后左心引流连接主动脉根部做持续引流排气。双针5-0 Prolene 线（体重小于3.5kg 双针6-0 Prolene 线）缝合右心房 ⑪黄剪刀剪除下腔静脉插管固定缝线，取出套管并打结，注射器打水探查有无出血，有出血长半针5-0 Prolene 线缝合加固，无出血给予剪除缝线
12. 止血并冲洗	纱布擦拭，探查有无活动性出血，电刀止血。温盐水反复冲洗，使用止血材料
13. 放置引流管	递引流管做胸腔引流，2-0 角针慕丝带线针固定
14. 关胸	清点用物，患儿体重≤15kg 0# PDSⅡ线关闭胸骨，患儿体重 >15kg 用钢丝关闭胸骨，逐层关闭，3-0 可吸收线皮内缝合。5-0 Prolene 线连续皮内缝合皮肤

【注意事项】

1. 术前一日访视患儿，了解患儿病情及基本身体状况。
2. 选择合适的小儿负极板，选择肌肉丰富处。
3. 术前30分钟调节手术间温度。
4. 不要剧烈运动，适当休息避免疲劳过度。
5. 注意输液速度，以防加重心脏负荷，导致心力衰竭。
6. 高蛋白、高热量、富含维生素的饮食。
7. 尽量避免患儿哭闹，减少刺激。
8. 注意患儿皮肤保护，防止压疮。

十三、主动脉弓缩窄矫治术

主动脉弓缩窄指的是自无名动脉到第1对肋间动脉之间的主动脉先天发育异常，形成局部管腔狭窄，产生血流动力学障碍。主动脉缩窄是一种较为常见的先天性血管畸形，占先天性心脏病的5%~8%。缩窄多位于主动脉峡部，左锁骨下动脉远端，目前临床上最实际而常用的分型为导管前型和导管后型。

【适应证】各种分型的主动脉弓缩窄患儿。

【麻醉方式】气管插管全身麻醉+体外循环。

【手术切口】胸部正中切口（合并其他畸形），肋间切口（单纯弓缩窄）。

【手术体位】仰卧位或侧卧位。

【手术用物】

1. 敷料 心脏常规器械、敷料包。

2. 器械 心内补充包，血管器械包。

3. 特殊用物 C 形阻断钳、冠状动脉剪刀，前向剪刀，回头剪刀，7 - 0 Prolene 线。

4. 仪器设备 除颤器、胸骨锯。

【手术步骤与配合】表 4 - 3 - 13。

表 4 - 3 - 13　主动脉弓缩窄矫治术配合

手术步骤	手术配合
1. 消毒、铺单	常规消毒铺单
2. 开胸，取自体心包	常规开胸，递心内镊，组织剪，留取自体心包，浸入 0.6% 戊二醛内 15 ~ 20 分钟，冲洗后备用或牛心包自备待用，牛心包盐水冲洗 10 遍
3. 游离缩窄端上端降主动脉、下端降主动脉	递精细镊子，电刀；将主动脉各分支，左，右肺动脉分别套阻断带备用
4. 缝扎动脉导管	递 5 - 0 Prolene 线双针双持针器，第一针反针夹持针尖，第二针正针（两针），递心内剪刀离断导管，递线剪剪断缝线
5. 阻断	递精细镊子，C 形阻断钳，升主动脉阻壁钳阻断降主动脉缩窄端的上、下端
6. 剪除缩窄段	递精细镊子及 11# 尖刀在缩窄的主动脉壁上做一纵行的切口，向下向上延伸到正常血管壁处，递血管组织剪剪除血管壁内的缩窄蹼，放于标本瓶中
7. 吻合	递 7 - 0 Prolene 线双针做连续缝合
8. 关胸	温盐水及万古霉素冲洗，放置胸腔闭式引流管，清点用物，4 - 0 可吸收线逐层关胸，5 - 0 Prolene 线缝合皮下组织及皮肤

【注意事项】

1. 术前一日访视患儿，了解患儿病情及基本身体状况。

2. 选择合适的小儿负极板，选择肌肉丰富处。

3. 术前 30 分钟调节手术间温度。

4. 不要剧烈运动，适当休息避免疲劳过度。

5. 注意输液速度，以防加重心脏负荷，导致心力衰竭。

6. 高蛋白、高热量、富含维生素的饮食。

7. 尽量避免患儿哭闹，减少刺激。

8. 注意患儿皮肤保护，防止压疮。

十四、主动脉弓离断矫治术

主动脉弓离断是指主动脉弓的某一段完全缺如，或因极度发育不良形成闭锁，升主动脉与降主动脉失去正常的连接。主动脉弓离断常与室间隔缺损、动脉导管未闭合并存在。根据离断发生部位分为三型：A 型：主动脉弓中断在左锁骨下动脉起始部的远端；B 型：主动脉弓中断在左锁骨下动脉与左颈总动脉之间；C 型：主动脉弓中断在左颈总动脉与无名动脉之间。

【适应证】各种分型的主动脉弓中断患儿。

【麻醉方式】气管插管全身麻醉 + 体外循环。

【手术切口】胸部正中切口。

【手术体位】仰卧位，双下肢屈膝外展，臀部垫高。

【手术用物】

1. 敷料 心脏常规器械、敷料包。

2. 器械 心内补充包，血管器械包。

3. 特殊用物 C 形阻断钳、冠状动脉剪刀、前向剪刀、回头剪刀、7 – 0 Prolene 线、双主动脉插管。

4. 仪器设备 除颤器、胸骨锯。

【手术步骤与配合】表 4 – 3 – 14。

表 4 – 3 – 14　主动脉弓离断术手术配合

手术步骤	手术配合
1. 消毒、铺单	常规消毒铺单
2. 开胸，取自体心包	常规开胸，递心内镊，组织剪，留取自体心包，浸入 0.6% 戊二醛内 15～20 分钟，冲洗后备用或牛心包自备待用，牛心包盐水冲洗 10 遍
3. 游离主动脉、肺动脉及分支血管	递精细镊子，电刀；将主动脉各分支，左，右肺动脉分别套阻断带备用
4. 缝合包	递 5 – 0 Prolene 线双针缝合包，主动脉上一正针一反针，肺动脉一正针，上腔静脉一正针
5. 主动脉插管	递精细镊子、尖刀及升主动脉插管，收紧荷包，递 10# 丝线固定插管
6. 肺动脉插管	递精细镊子及 11# 刀切开，蚊氏钳扩大切口及肺动脉插管，收紧荷包，递 10# 丝线固定插管
7. 上腔静脉插管	递精细镊子，心内剪刀及上腔静脉插管，收紧荷包，10# 丝线固定插管
8. 缝扎导管	递 5 – 0 Prolene 线双针双持针器，第一针反针夹持针尖，第二针正针（两针），递心内剪刀离断导管，递线剪剪断缝线
9. 下腔静脉插管及冷灌	参见室间隔缺损

手术步骤	手术配合
10. 上下腔静脉、主动脉阻断	分别收紧上腔静脉、下腔静脉的阻断带，做上下腔阻断，递主动脉阻断钳，阻断主动脉，从冷灌针处注入 HTK 液 50ml/kg
11. 室缺修补（常见干下型室缺修复） （1）在肺动脉瓣上肺总动脉近端做横切口	递剪刀切开，组织剪刀扩大切口
（2）做牵引线	递心内拉钩牵开或者 5 - 0 Prolene 单针两针牵引
（3）室缺补片修复	牛心包裁剪适当大小的补片，带小垫片 5 - 0 Prolene 双针连续缝合室缺补片
（4）闭合肺动脉切口	递 6 - 0 Prolene 双针连续缝合
12. 修复弓离断（以 B 型为例） （1）充分游离升主动脉及其分支导管	递精细镊子及电刀游离，减少主动脉弓吻合口的张力
（2）降温至 20℃，升主动脉插管送入无名动脉并阻断，同时拔出降主动脉插管，行选择性脑灌	递 C 形阻断钳及精细镊子阻断降主动脉，套圈阻断左颈总动脉及左锁骨下动脉
（3）吻合	递冠状动脉尖刀，冠状动脉尖刀切开横弓部，递 7 - 0 Prolene 线双针连续缝合降主动脉 - 主动脉弓端侧吻合口
13. 关闭右心房切口	递 5 - 0 Prolene 线双针连续缝合右心房切口
14. 复温，停机	同室缺插管术
15. 关闭胸部切口	清点用物，安置胸腔引流管，患儿体重在 15kg 以下 0# PDS Ⅱ缝合线关闭胸骨，患儿体重 >15kg 用钢丝关闭胸骨，逐层关闭，3 - 0 可吸收线皮内缝合

【注意事项】

1. 术前一日访视患儿，了解患儿病情及基本身体状况。

2. 选择合适的小儿负极板，选择肌肉丰富处。

3. 术前 30 分钟调节手术间温度。

4. 不要剧烈运动，适当休息避免疲劳过度。

5. 注意输液速度，以防加重心脏负荷，导致心力衰竭。

6. 高蛋白、高热量、富含维生素的饮食。

7. 尽量避免患儿哭闹，减少刺激。

8. 注意患儿皮肤保护，防止压疮。

十五、完全型肺静脉异位引流矫治术

完全型肺静脉异位引流矫治术是指费静脉的某一段完全缺如，或因极度发育不良形成闭锁，升主动脉与降主动脉失去正常的连接。主动脉弓离断常与室间隔缺损、动脉导管未闭合并存在。根据离断发生部位分为三型：A 型：主动脉弓中断在左锁骨下动脉起始部的远端；B 型：主动脉弓中断在左锁骨下动脉与左颈总动脉之间；C 型：主动脉弓中断在左颈总动脉与无名动脉之间。

【适应证】完全型肺静脉异位引流的患儿。

【麻醉方式】气管插管全身麻醉 + 体外循环。

【手术切口】胸部正中切口。

【手术体位】仰卧位，双下肢屈膝外展，臀部垫高。

【手术用物】

1. 敷料 心脏常规器械、敷料包。

2. 器械 心内补充包，血管器械包。

3. 特殊用物 C 形阻断钳、冠状动脉剪刀、前向剪刀、回头剪刀、7 - 0 Prolene 线、双主动脉插管。

4. 仪器设备 除颤器、胸骨锯。

【手术步骤与配合】表 4 - 3 - 15。

表 4 - 3 - 15 完全型肺静脉异位引流矫治手术配合

手术步骤	手术配合
1. 消毒、铺单	常规消毒铺单
2. 开胸，取自体心包	常规开胸，递心内镊，组织剪，留取自体心包，浸入 0.6% 戊二醛内 15 ~ 20 分钟，冲洗后备用或牛心包自备待用，牛心包盐水冲洗 10 遍
3. 游离主动脉、肺动脉及分支血管	递精细镊子、电刀；将主动脉各分支，左，右肺动脉分别套阻断带备用
4. 缝合包	递 5 - 0 Prolene 线双针缝合包，主动脉上一正针一反针，肺动脉一正针，上腔静脉一正针
5. 主动脉插管	递精细镊子、尖刀及升主动脉插管，收紧荷包，递 10# 丝线固定插管
6. 肺动脉插管	递精细镊子及 11# 刀切开，蚊氏钳扩大切口及肺动脉插管，收紧荷包，递 10# 丝线固定插管
7. 上腔静脉插管	递精细镊子，心内剪刀及上腔静脉插管，收紧荷包，10# 丝线固定插管
8. 缝扎导管	递 5 - 0 Prolene 线双针双持针器，第一针反针夹持针尖，第二针正针，（两针），递心内剪刀离断导管，递线剪剪断缝线
9. 下腔静脉插管及冷灌	参见室间隔缺损

续表

手术步骤	手术配合
10. 上下腔静脉、主动脉阻断	分别收紧上腔静脉、下腔静脉的阻断带,做上下腔阻断,递主动脉阻断钳,阻断主动脉,从冷灌针处注入 HTK 液 50ml/kg
11. 室缺修补(常见干下型室缺修复) (1)在肺动脉瓣上肺总动脉近端做横切口	递剪刀切开,组织剪刀扩大切口
(2)做牵引线	递心内拉钩牵开或者 5-0 Prolene 线单针两针牵引
(3)室缺补片修复	牛心包裁剪适当大小的补片,带小垫片 5-0 Prolene 线双针连续缝合室缺补片
(4)闭合肺动脉切口	递 6-0 Prolene 线双针连续缝合
12. 修复弓离断(以 B 型为例) (1)充分游离升主动脉及其分支导管	递精细镊子及电刀游离,减少主动脉弓吻合口的张力
(2)降温至 20℃,升主动脉插管送入无名动脉并阻断,同时拔出降主动脉插管,行选择性脑灌	递 C 形阻断钳及精细镊子阻断降主动脉,套圈阻断左颈总动脉及左锁骨下动脉
(3)吻合	递冠状动脉尖刀及冠状动脉尖刀切开横弓部,递 7-0 Prolene 线双针连续缝合降主动脉 - 主动脉弓端侧吻合口
13. 关闭右心房切口	递 5-0 Prolene 线双针连续缝合右心房切口
14. 复温,停机	同室缺插管术
15. 关闭胸部切口	清点用物,安置胸腔引流管,患儿体重在 15kg 以下 0# PDS Ⅱ缝合线关闭胸骨,患儿体重 >15kg 用钢丝关闭胸骨,逐层关闭,3-0 可吸收线皮内缝合

【注意事项】

1. 术前一日访视患儿,了解患儿病情及基本身体状况。

2. 选择合适的小儿负极板,选择肌肉丰富处。

3. 术前 30 分钟调节手术间温度。

4. 不要剧烈运动,适当休息避免疲劳过度。

5. 注意输液速度,以防加重心脏负荷,导致心力衰竭。

6. 高蛋白、高热量、富含维生素的饮食。

7. 尽量避免患儿哭闹,减少刺激。

8. 注意患儿皮肤保护,防止压疮。

第四节　其他专科手术配合

一、脑室腹腔分流术

脑室腹腔分流术是把一组带单向阀门的分流装置置入体内，将脑脊液从侧脑室引流到腹腔，由腹膜吸收，从而达到疏通脑积水的目的。它是目前治疗脑积水最有效的方法之一，具有创伤小，手术方法多样，操作简单、快速以及效果立竿见影等优点。

【适应证】

1. 先天性脑积水。

2. 梗阻性脑积水。

3. 交通性脑积水。

【麻醉方式】气管插管全身麻醉。

【手术切口】额角切口或枕角切口。

【手术体位】仰卧位，头偏向一侧，肩部垫高。

【手术用物】

1. 敷料　敷料包、中单2块。

2. 器械　基础器械包、脑室腹腔分流通条、开颅钻。

3. 特殊用物　23#刀片、11#刀片，5×12硬膜针、11×17圆针、9×28皮针，0#丝线、1#丝线、4#丝线、7#丝线，50ml注射器，脑科贴膜，双极电凝，明胶海绵，骨蜡。

4. 仪器设备　开颅动力系统、双极电凝主机。

【手术步骤与配合】表4－4－1。

表4－4－1　脑室腹腔分流术

手术步骤	手术配合
1. 皮肤消毒	皮肤消毒前用棉球塞住外耳道，挤眼膏贴眼膜，递海绵钳夹持纱球消毒，0.5%的碘伏纱球消毒
2. 铺无菌手术巾，贴手术贴膜	铺单，递手术薄膜协助贴膜
3. 连接吸引器管和双极电凝	递2把组织钳固定吸引器（大号吸引器头）和双极电凝
4. 弧形切开皮肤、皮下及帽状腱膜	递2块干纱布铺于切口线两侧，递23#手术刀切开皮肤与帽状腱膜层，切口内出血点用双极电凝止血
5. 颅骨钻孔	递电动颅骨钻钻孔，骨蜡止血，递咬骨钳咬平骨窗边缘

手术步骤	手术配合
6. 脑室穿刺，置入导管	用带金属导丝的脑室管通过硬膜孔穿刺入右侧脑室前角，剪取适当长度导管，与储液器底座连接
7. 将储液器底座放入颅骨钻孔内，将阀门近端与储液器出口和导管相接	递储液底座，递阀门
8. 金属通条分离皮下隧道	皮肤隧道较长，可分 2~3 次打通。递 23# 刀片，第一个切口在乳突下方，第二个切口在锁骨下，第三个切口在腹剑突下。用钝头金属探子，分段通过皮下深层分离，制成一皮下隧道，腹腔导管上端与阀门相接
9. 安装腹腔导管	圆针 1# 丝线固定
10. 固定管腔	递无齿镊，11×17 圆针 4# 丝线和 1# 丝线缝合
11. 关腹，缝合筋膜、皮下组织	递 11×17 圆针 4# 丝线间断缝合
12. 缝合皮肤，覆盖伤口	递 9×28 角针 1# 丝线间断缝合，纱布覆盖，绷带包扎

【注意事项】

1. 术前一日访视患儿，了解患儿病情及基本身体状况。

2. 输液部位选择上肢充盈静脉，保证穿刺顺利。

3. 无菌要求高，术中绝对保持无菌，用庆大霉素盐水冲洗切口及浸泡分流管。

4. 使用电钻时，保持周围无脑棉及纱布，以防卷入其中。

二、先天性脊膜膨出修补术

脊髓脊膜膨出（MMC）是一种先天性神经系统发育畸形，由于先天性椎板发育不全，同时存在脊髓、脊膜通过椎板缺损处向椎管外膨出。单纯的脊膜膨出且有脊髓末端发育畸形、变性，形成脊髓空洞者，症状多较严重，有不同程度的双下肢瘫痪及大小便失禁。腰骶部病变引起的严重神经损害症状，远远多于颈、胸部病变。脊髓脊膜膨出本身构成脊髓栓系，随年龄、身长增长，脊髓栓系综合征也更加重。脊髓脊膜膨出可出现局部皮肤破溃，感染，甚至蛛网膜下隙和颅内感染，可引起严重神经并发症和后遗症。

【适应证】 先天性腰骶部脊膜膨出。

【麻醉方式】 气管插管全身麻醉。

【手术切口】 腰骶部横切口。

【手术体位】 俯卧位，头低脚高。

【手术用物】

1. 敷料 敷料包、大包布、中单。

2. 器械 小儿开腹基础器械。

3. 特殊用物 10[#]刀片、15[#]刀片、电刀笔、2－0 圆针慕丝带线针、3－0 圆针可吸收线、5－0 圆针可吸收线。

4. 仪器设备 高频电刀。

【手术步骤与配合】表4－4－2。

表4－4－2 先天性脊膜膨出修补术配合

手术步骤	手术配合
1. 消毒、铺单	递海绵钳夹持 0.5% 碘伏纱球消毒皮肤，递四块治疗巾、中单、大开口铺置手术切口
2. 从脊膜膨出肿物处横向梭形切开皮肤、皮下组织	递10[#]刀切开，干纱布 1 块拭血，电刀止血并切开皮下组织
3. 沿囊壁向下分离组织大肌膜，沿肌膜层向囊颈分离至椎板缺口	递组织钳提夹皮缘，递血管钳分离，电刀止血
4. 切开囊顶部探查，沿无神经粘连之处分离扩大切口	递15[#]刀切开囊壁较薄的透明处，递弯血管钳，递盐水纱布覆盖囊颈处硬膜下腔，防止血液流入
(1) 探查囊内无神经组织，切断囊颈的脊膜	递无损伤镊、组织剪切断
(2) 囊内有神经组织，则将神经组织与囊壁分离，在无张力的情况下放回椎管内	递无损伤镊提夹囊壁，弯蚊式钳分离或组织剪分离
(3) 神经组织与囊壁粘连密切，不能强行分离，以免神经损伤，可以保留部分囊壁放入椎管内	递无损伤镊提夹囊壁，组织剪剪开
5. 结扎囊颈、缝合脊膜	递2－0 慕丝带线针缝合囊颈并结扎，5－0 可吸收线缝合脊膜
6. 缝合筋膜	递2－0 慕丝针线缝合
7. 关闭切口，缝合皮下组织和皮肤	3－0 可吸收线皮内缝合

【注意事项】

1. 术前一日访视患儿及其家属，了解患儿病情、基本身体状况及操作配合程度。

2. 术中注意观察患儿体温，注意保暖。

3. 患儿俯卧位，可用棉垫保护患儿骨隆突处，必要时涂抹液体敷料或粘贴压疮贴，保护好颌面部不受压。

4. 保护患儿皮肤，变换体位时托起患儿，保持床单位平整，避免拖拉，防止皮肤受损

5. 保持气道管路、液路的通畅。

三、多指分离术

多指畸形是最多见的先天性手畸形，表现为一个或多个指全部或部分的重复性。多指种类很多，临床上可以分为三种类型：圆球型多指，与正常指无骨骼、肌腱连结，多指根部可见凹陷的环装束带；手指外形比较完整，有骨骼但无运动功能，多指的指骨自掌骨头膨大的关节面分出，二指指骨呈分叉状；近乎正常手指的形态及结构。凡多指畸形均应尽早手术切除，以免影响手指发育，一般不应推迟到 1 岁以后。拇指多指发病率占总数的 90%，其次是小指多指，而中间指多指少见。下面就以拇指圆球型多指分离术为例。

【适应证】各种多指畸形。

【麻醉方式】全身麻醉。

【手术切口】多指的基底部。

【手术体位】仰卧位。

【手术用物】

1. 敷料 敷料包、补充敷料包。

2. 器械 基础器械包。

3. 特殊用物 15#刀片、1#丝线、5－0 可吸收、显影纱布、不显影纱布、无菌绷带、一次性电刀笔、小儿负极板。

4. 仪器设备 高频电刀主机。

【手术步骤与配合】表 4－4－3。

表 4－4－3　多指分离术手术配合

手术步骤	手术配合
1. 消毒皮肤	递海绵钳夹持 0.5% 碘伏纱球消毒患肢皮肤，器械护士与巡回护士共同清点器械、纱布
2. 铺无菌手术巾	协助医生铺单，常规四肢铺单法
3. 切口：在多指基底部做梭形切口	递纱布两块，15#刀子、有齿镊
4. 逐层切开皮肤，皮下筋膜	递两把蚊式、电刀笔或手术刀逐层分离
5. 结扎离断血管，分离出多指并切除	递蚊式夹闭血管，组织剪剪断，1#丝线结扎，电刀笔切除多指。注意保护正常拇指的血管、神经或肌腱，完整切除多指
6. 止血，冲洗	用生理盐水冲洗，干纱布擦拭，电刀笔灼烧止血
7. 缝合包扎	递针持夹持 5－0 可吸收线缝合，不显影纱布、无菌绷带包扎

【注意事项】

1. 术前一日访视患儿，了解患儿多指的类型。

2. 小儿血管较细，要严密观察液路的通畅，防止发生漏液渗液。

3. 注意监测小儿体温，做好保暖工作。

4. 注意无菌操作，及时擦拭器械上的血迹。

5. 小儿手术器械较精细，器械护士及时查看器械的完整性。

四、扁桃体腺样体摘除术

小儿慢性扁桃体炎常合并有腺样体肥大。腺样体又称咽扁桃体，是鼻咽顶部的淋巴组织，出生后其逐渐增大，6～8 岁为肿大高峰期，10 岁开始退化。腺样体肥大为腺样体的病理性增生，一般腺样体肥大较重者，可行手术切除。

【适应证】

1. 慢性扁桃体炎反复急性发作或曾经并发扁桃体周围脓肿者。

2. 扁桃体过度肥大，影响呼吸、吞咽者。

3. 慢性扁桃体炎导致其他脏器病变，如风湿性关节炎、肾炎、风湿病等。

4. 扁桃体的其他疾病，如扁桃体角化症、息肉、囊肿。

5. 扁桃体良性肿瘤或恶性肿瘤早期，肿瘤局限于扁桃体内。

6. 腺样体肥大引起经鼻呼吸障碍、张口呼吸或发育障碍出现腺样体面容。

7. 腺样体肥大压迫鼓管咽口，导致分泌性中耳炎反复发作。

8. 腺样体慢性炎症引起鼻窦、咽喉急性炎症反复发作。

【麻醉方式】气管插管全身麻醉。

【手术切口】沿咽腭部前后柱黏膜做弧形切口。

【手术体位】仰卧位，肩部垫高，头向后仰。

【手术用物】

1. 敷料　敷料包、中单一包。

2. 器械　口扁器械包、开口器、碘伏盐水约 30ml。

3. 特殊用物　7# 丝线、腔镜套 3 个、10ml 注射器 1 个、输液器、红尿管 2 根。

4. 仪器设备　离子刀头、双极射频等离子消融系统、内镜吸割系统、美敦力动力系统等。

【手术步骤与配合】表 4 - 4 - 4。

表 4 - 4 - 4　扁桃体腺样体摘除术手术配合

手术步骤	手术配合
1. 常规消毒铺单	递 75% 乙醇纱球消毒面唇，上至眼睑下，下至颈上部，左右至耳前方。0.05% 碘伏溶液消费患儿口腔

续表

手术步骤	手术配合
2. 暴露口腔	术者使用全麻开口器使患儿充分暴露术野，两根红尿管固定开口器
3. 注射盐酸肾上腺素盐水溶液（20ml 生理盐水滴 5 滴盐酸肾上腺素）或生理盐水	用 10ml 注射器抽取盐酸肾上腺素盐水溶液或生理盐水，向患儿扁桃体注射，使扁桃体内移，易于操作
4. 游离扁桃体	递扁桃体钳，术者用扁桃体钳夹住扁桃体，使用低温等离子刀、扁桃体剥离子分离扁桃体
5. 摘除扁桃体	递扁桃体圈套器圈出扁桃体，扁桃体钳夹 7# 丝线扎好的大棉球压迫止血
6. 刮除腺样体	递腺样体刮勺刮除腺样体，吸割残余腺样体，低温等离子刀创面止血，碘伏盐水冲洗术区
7. 吸尽分泌物及积血，退出开口器	递吸引器吸出口分泌物、积血，观察无出血，撤出开口器
8. 清理用物	清点纱布，缝针等

【注意事项】

1. 术前一日访视患儿，了解患儿病情及基本身体状况。

2. 严格核查患儿信息。

3. 仪器及时准备及检查，如中心负压等。

4. 输液部位选择上肢充盈静脉，保证穿刺顺利。

5. 术前准备 药物的正确配比和使用，仪器设备确保性能良好，根据手术需要正确放置特殊仪器。

6. 体位准备 注意患儿角膜的保护，患儿闭合双眼后，使用胶布粘上下眼睑，避免眼角膜擦伤。

7. 保护患儿安全，合理约束固定。

8. 术中配合 严格执行无菌操作。

9. 手术过程中密切观察患儿气管插管有无脱落。

10. 换管时注意患儿的生命体征，密切配合医生换管。

11. 护理记录文书完整，无遗漏。

12. 术中病理标本应妥善保管，名称标记清楚。

13. 密切观察患儿生命体征，如遇到术中大出血，应反应迅速，巡回护士及时取血做好配合抢救工作。

五、斜视矫正术

斜视是指在正常双眼注视状态下，被注视的物体会同时在双眼视网膜黄斑中心凹上成像。在异常情况下双眼不协同，在双眼注视状态下出现的偏斜。斜视是与视觉发育、解剖发育、双眼视觉功能和眼球运动功能密切相关的一组疾病。目的在于更好地促使这种疾病的治疗，恢复双眼视觉功能和改善患儿的外观。

【适应证】先天性斜视、斜视角恒定、非调节性斜视。

【麻醉方式】局部麻醉或气管插管全身麻醉。

【手术切口】根据斜视方向的不同，选择不同的眼内切口。

【手术体位】仰卧位。

【手术用物】

1. 敷料 敷料包。

2. 器械 斜视矫正包。

3. 特殊用物 6-0 可吸收缝合线、眼科贴膜、1ml 注射器、棉签、眼科纱布、盐酸利多卡因注射液、盐酸肾上腺素、眼药膏、手电筒、酒精灯。

【手术步骤与配合】表4-4-5。

表4-4-5 斜视矫正术手术配合

手术步骤	手术配合
1. 消毒铺单	常规眼科消毒铺单，暴露双眼
2. 开睑、麻醉	开睑器撑开上、下眼睑，协助医生抽取麻药
3. 切开、分离球结膜	结膜镊、剪刀剪开球结膜，分离球结膜与眼球筋膜，使结膜瓣游离
4. 显露眼肌	斜视钩钩取眼肌分离眼肌周围组织，充分暴露眼肌
5. 预置缝线，剪断眼肌	6-0 的可吸收缝合线预置缝线，血管钳充分夹持肌止端，剪刀剪断眼肌
6. 测量欲缩短的距离	圆规测量需缩短的距离，且在巩膜上画一压痕作为标记
7. 缝合固定眼肌断端	持针器夹 6-0 预置缝线，将断端缝合固定于巩膜新附着点
8. 缝合结膜	递针线、持针器、结膜镊缝合球结膜
9. 包扎	涂眼膏，递敷料、绷带包扎

【注意事项】

1. 术前一日访视患儿，了解患儿病情及基本身体状况。

2. 斜视患者多为儿童，术中不易安静配合。安全核查必须与患儿家属共同进行。

3. 术前洗眼时，冲洗力量不宜过大，冲洗时不能直冲角膜。

4. 术前滴表面麻醉药盐酸奥布卡因滴眼液时，注意应滴入结膜囊内，勿直接滴到眼角膜上，避免刺激眼睛和引起角膜上皮损伤。

5. 术中注意保持角膜湿润。

6. 术中勿用力牵拉眼肌，以免引起恶心、呕吐。

7. 术中严密观察患儿生命体征，严格执行三查七对，术中所用局部麻醉药必须由巡回护士与手术医生一同核对后方可使用。

8. 术后注意用眼卫生，不要过度用眼、揉眼，避免眼睛过度疲劳，保证充足睡眠。

9. 饮食上注意营养摄入要均衡，忌辛辣刺激性食物。

六、玻璃体注药术

玻璃体注药术是将相应药物注入玻璃体内用于治疗眼部湿性年龄相关性黄斑变性（AMD）引起的脉络膜新生血管、糖尿病视网膜病变及视网膜中央静脉阻塞引起的黄斑水肿的一种手术方式。该手术的优点是通过注射抗新生血管生成药物来阻止新生血管生长、减少渗出、减轻水肿，从而稳定或提高视力。

【适应证】用于治疗各种原因导致的眼内新生血管生长出现的出血、渗漏、水肿的症状。

【麻醉方式】表面麻醉或气管插管全身麻醉。

【手术体位】平卧位。

【手术用物】

1. 敷料 眼科敷料包。

2. 器械 玻璃体注药基础器械包。

3. 特殊用物 1ml 注射器、眼科专用纱布、眼科专用消毒液、眼科贴膜、100ml 盐水，输液器。

【手术步骤与配合】表4-4-6。

表4-4-6 玻璃体注药技术手术配合

手术步骤	手术配合
1. 消毒铺单	常规眼科消毒铺单
2. 开睑	开睑器撑开上、下眼睑
3. 注药	距眼角膜3～5mm处将药物注入眼球内
4. 包扎	使用眼膏涂于术眼，覆盖纱布包扎

【注意事项】

1. 术前一日访视患儿，了解患儿病情及基本身体状况。

2. 输液部位选择上肢充盈静脉，保证穿刺顺利。

3. 注意患儿面部是否清洗干净，及时清洁。

4. 术前告知患儿术中不要突然移动身体、抬高手臂，如有咳嗽、打喷嚏或其他情况需征得医生同意，突然移动身体或咳嗽、打喷嚏等会带来手术意外。

5. 注射药物需冷藏保存。

6. 患儿用无菌纱布包扎后，再用绷带包扎，以防脱落。

七、脊柱侧弯经后路矫形内固定术

脊柱侧凸又称脊柱侧弯，它是一种脊柱的三维畸形，包括冠状位、矢状位和轴位上的序列异常。正常的脊柱从后面看应该是一条直线，并且躯干两侧对称。轻度脊柱侧凸通常没有明显的不适，外观上也看不到明显的躯体畸形。较重的脊柱侧凸则会影响婴幼儿及青少年的生长发育，使身体变形，严重者可以影响心肺功能，甚至累及脊髓造成瘫痪。脊柱侧凸是危害婴幼儿的常见疾病，轻度脊柱侧弯可以观察，严重者需要手术治疗。

【适应证】婴幼儿发育性或先天性脊柱侧弯。

【麻醉方式】气管插管全身麻醉。

【手术切口】后正中切口。

【手术体位】俯卧位。

【手术用物】

1. 敷料　敷料包、大包布、中单。

2. 器械　小儿开腹基础器械。

3. 特殊用物　$10^{\#}$刀片、$15^{\#}$刀片、电刀笔、2-0圆针慕丝带线针、3-0圆针可吸收线、5-0圆针可吸收线。

4. 仪器设备　高频电刀。

【手术步骤与配合】表4-4-7。

表4-4-7　脊柱侧弯经后路矫形内固定手术配合

手术步骤	手术配合
1. 消毒、铺单	递海绵钳夹持0.5%碘伏纱球消毒皮肤，递四块治疗巾、中单、大开口铺置手术切口
2. 依次切开皮肤、皮下脂肪及筋膜层	递$23^{\#}$刀切开，干纱巾2块拭血，电刀止血并切开皮下组织、递折叠好的条形纱布填塞切口两侧压迫止血，递解剖镊、电刀止血
3. 显露关节突	递骨膜剥离子、自动牵开器、单勾显露切口
4. 定位，上螺丝钉	递开路椎在椎弓根进钉点出皮质开口，再递有刻度的开路器逐渐钻入椎弓根和椎体的松质骨中，递钝头探针探查钉道，在完成的钉孔内放置金属定位针，切口覆盖湿纱巾并加盖无菌中单，或C形臂加套无菌保护套，透视定位后依次取出定位钉，植入椎弓根螺丝钉系统
5. 准备安装固定棒	（1）准备长度合适的固定棒，递弯棒器，协助术者弯棒 （2）递压棒器、骨锤，将固定棒放入到螺钉的U形槽里 （3）将锁定盖植入固定棒和螺钉间隙处 （4）递内六角扳手锁固螺钉 （5）对侧相同

手术步骤	手术配合
6. 调整两椎体间的间隙	递撑开器或压缩钳调整
7. 椎间植骨	递保存好的骨块用咬骨剪修整，递有齿镊植骨，也可用植骨材料植骨
8. 冲洗切口、彻底止血	递冲洗器、生理盐水冲洗切口，吸引器吸净血和碎骨渣，双极电凝、干纱布止血
9. 放置引流管	递引流管修剪侧孔，中弯钳置管，角针 1 丝线固定
10. 缝合切口	圆针 1# 线和 2 - 0 丝线缝合肌肉和筋膜及皮下，角针 2 - 0 丝线缝合皮肤

【注意事项】

1. 术前一日访视患儿及其家属，了解患儿病情、基本身体状况及操作配合程度。

2. 术中注意观察患儿体温，注意保暖。

3. 患儿俯卧位，体位摆放要注意骨隆突处加棉垫保护，颌面部受压部贴防压疮的保护贴，注意患儿眼部，避免受压。

4. 严格控制术中液体的输注量和速度。

5. 保护患儿皮肤，保持床单位平整，避免拖拉，防止皮肤受损。

6. 保持气道管路、液路的通畅。

八、先天性马蹄内翻足跟腱延长 + 后内侧松解术

先天性马蹄内翻足是常见的先天性足畸形，由足下垂、内翻、内收、内旋，前足内收、内翻、高弓为主要表现的畸形疾病。对于错过非手术矫形时机的患儿或矫形后由于未按照医嘱要求佩戴矫形支具造成畸形复发的患儿，则根据其不同的情况进行相应的对症手术治疗。

【适应证】先天性马蹄内翻足。

【麻醉方式】气管插管全身麻醉。

【手术体位】仰卧位。

【手术用物】

1. **敷料** 敷料包、大包布、中单。

2. **器械** 小儿骨科器械。

3. **特殊用物** 10# 刀片、15# 刀片、电刀笔、2 - 0 圆针慕丝带线针、2 - 0 圆针可吸收线。

4. **仪器设备** 高频电刀。

【手术步骤与配合】表 4 - 4 - 8。

表 4 - 4 - 8　先天性马蹄内翻足跟腱延长 + 后内侧松解手术配合

手术步骤	手术配合
1. 消毒、铺单	递海绵钳夹持 0.5% 碘伏纱球消毒皮肤，递治疗巾、中单、大开口铺置手术切口
2. 止血带	递无菌驱血带驱血
3. 切开皮肤	递 10# 刀片切开皮肤
4. 游离跟腱	递血管钳分离跟腱周围组织，并游离跟腱至所需长度
5. 暴露手术野，在跟腱中央做直线切口	递止血钳止血，小拉钩暴露手术野，将所需要的跟腱做上下相对切断，使足充分背屈，将跟腱断端用肌腱线重叠缝合
6. 冲洗切口、彻底止血	生理盐水冲洗切口，干纱布止血
7. 缝合切口	2 - 0 圆针可吸收线缝合肌肉和筋膜及皮下组织，角针 2 - 0 慕丝带线针缝合皮肤

【注意事项】

1. 术前一日访视患儿及其家属，了解患儿病情、基本身体状况及操作配合程度。

2. 术中注意观察患儿体温，注意保暖。

3. 手术中要了解手术医师的手术习惯，熟悉手术步骤，尽量缩短手术时间。

4. 严格控制术中液体的输注量和速度。

5. 保护患儿皮肤，保持床单位平整，避免拖拉，防止皮肤受损。

6. 保持气道管路、液路的通畅。

九、小儿股骨干骨折外固定架固定术

股骨是人体中最长的管状骨，骨干由骨皮质构成，表面光滑，后方有一股骨粗线，是骨折切开复位对位的标志。股骨干成轻度向前外侧突的弧度弯曲，其髓腔略成圆形，上、中 1/3 的内径大体一致，以中上 1/3 交接处最窄。股骨干骨折是儿童常见的骨折之一，其特点是愈合能力强，能早期形成丰富的骨痂达到愈合；自然矫形能力强；愈合快，预后良好。

【适应证】小儿股骨干骨折。

【麻醉方式】气管插管全身麻醉。

【手术切口】股骨外侧小切口。

【手术体位】仰卧位。

【手术用物】

1. **敷料**　敷料包、大包布、中单。

2. **器械**　小儿骨科器械。

3. 特殊用物 10#刀片、15#刀片、电刀笔、0#、2－0圆针可吸收线、3－0角针可吸收线。

4. 仪器设备 高频电刀、C臂透视机、骨科电钻。

【手术步骤与配合】表4－4－9。

表4－4－9 小儿股骨干骨折外固定架固定术配合

手术步骤	手术配合
1. 消毒、铺单	递海绵钳夹持0.5%碘伏纱球消毒皮肤，递治疗巾、中单协助铺单，中单、无菌绷带包裹小腿和脚部，大开口铺置手术切口
2. 切开皮肤	递纱布置于切口两侧，递10#刀片切开皮肤，做股骨外侧小切口
3. 显露骨折端	递电刀切开皮下组织，止血
4. 直视下骨折复位	递持骨钳固定，清除淤血，将骨折端复位
5. 上外固定架	递螺纹钢针在股骨前外侧骨折远、近端分别经皮置入，穿过对侧骨皮质，保证其在同一个面上，然后安装连接杆，上螺钉，C臂机透视正侧位，股骨干骨折处对合良好，拧紧螺钉
6. 冲洗切口、彻底止血	生理盐水冲洗切口，干纱布拭干，再次检查伤口并止血
7. 缝合切口	0#和2－0圆针可吸收线缝合肌肉和筋膜及皮下组织，3－0角针可吸收线缝合皮肤

【注意事项】

1. 术前一日访视患儿及其家属，了解患儿病情、基本身体状况及操作配合程度。

2. 术中注意观察患儿体温，注意保暖。

3. 严格控制术中液体的输注量和速度。

4. 保护患儿皮肤，保持床单位平整，避免拖拉，防止皮肤受损。

5. 保持气道管路、液路的通畅。

十、先天性髋关节脱位骨盆截骨术

发育性髋脱位（DDH）又称为先天性髋关节脱位，是一种比较常见的儿童下肢畸形。髋关节由髋臼和股骨头组成，股骨头大，髋臼窝深，股骨头全部位于髋臼窝内，这是髋关节稳固的形态学基础。关节囊厚而坚韧，周围有韧带加固，位于前方的髂骨韧带可限制髋关节过度后伸，对维持人体站立姿势有重要作用，关节囊内有股骨韧带，连于股骨头与髋臼横韧带之间，内有营养股骨的血管，关节囊下部相对薄弱，是髋关节脱位的常见部位。发育性髋关节脱位的患侧髋关节外展受限和大腿皮肤皱褶的不对称是两种最常见的临床体征。

【适应证】先天性或发育性髋关节脱位。

【麻醉方式】气管插管全身麻醉。

【手术体位】仰卧位。

【手术用物】

1. 敷料　敷料包、大包布、中单。

2. 器械　小儿骨科器械。

3. 特殊用物　10#刀片、11#刀片、电刀笔、0#、2-0圆针和3-0角针的可吸收线、无菌绷带、20ml和50ml注射器、线锯、骨蜡。

4. 仪器设备　高频电刀、C臂透视机、骨科电钻。

【手术步骤与配合】表4-4-10。

表4-4-10　先天性髋关节脱位骨盆截骨术

手术步骤	手术配合
1. 消毒、铺单	递海绵钳夹持0.5%碘伏纱球消毒皮肤，递治疗巾、中单协助铺单，中单、无菌绷带包裹腿部，大开口铺置手术切口
2. 切开皮肤	递纱布置于切口两侧，递10#刀片切开皮肤
3. 离断内收肌	递电刀切开，递干纱布拭血、止血，递2-0圆针可吸收线缝合
4. 缝合切口	递2-0圆针可吸收线，3-0圆针可吸收线依次缝合肌肉和筋膜、皮下组织，3-0角针可吸收线缝皮，对侧相同
5. 髋关节外侧切开皮肤	递0#刀片切开皮肤，递干纱巾拭血，电刀止血
6. 暴露髋关节	用无菌手套制作成橡皮条，生理盐水冲洗干净备用，1#线进行血管结扎。递组织剪、11#刀片，去除关节囊内纤维结缔组织，干纱巾压迫止血
7. 骨盆截骨	递血管钳、组织钳、骨膜剥离子游离暴露，钢尺进行测量截骨长度，递线锯进行截骨，电钻钻孔，生理盐水冲洗，上钉板、C臂透视定位，生理盐水纱巾覆盖切口，无菌中单加盖避免污染
8. 冲洗缝合	生理盐水冲洗关节腔，递弯血管钳止血，0#可吸收线修补关节囊
9. 放置引流管	2-0角针慕丝带线针固定
10. 缝合切口	0#和2-0圆针可吸收线缝合肌肉和筋膜及皮下组织，3-0角针可吸收线缝合皮肤

【注意事项】

1. 术前一日访视患儿及其家属，了解患儿病情、基本身体状况及操作配合程度。

2. 术中注意观察患儿体温，注意患儿保暖。

3. 严格控制术中液体的输注量和速度。

4. 保护患儿皮肤，保持床单位平整，避免拖拉，防止皮肤受损。

5. 保持气道管路、液路的通畅。

6. 术中可吸收线使用量较多，及时与器械护士清点缝针数量。

十一、烧伤创面削痂术

削痂术是 1970 年由 Janzekovic 首先提出，被广泛应用于深Ⅱ度、混合度、浅Ⅲ度创面的手术。削痂彻底去除坏死组织，最大限度地保留深Ⅱ度创面有活力的上皮组织，对浅Ⅲ度创面也能保留未烧伤的脂肪组织。创面修复后外形饱满，具有弹性，功能良好。近年来抢救大面积烧伤患儿成功的经验主要是早期切（削）痂植皮术，因为坏死组织是细菌的良好培养基，切痂就是祛除病灶和感染源，患儿的免疫功能随之改善，侵袭性感染得以控制。

【适应证】烧伤深Ⅱ度、混合度、浅Ⅲ度创面。

【麻醉方式】气管插管全身麻醉。

【手术切口】烧伤创面去痂区。

【手术体位】平卧位（根据手术部位不同变换体位）。

【手术用物】

1. 敷料 敷料包、大量中单、大量小手巾。

2. 器械 基础器械。

3. 特殊用物 足量消毒液、庆大霉素、肾上腺素和足量等渗盐水、2～3 把滚轴刀、两条止血带、足够的无菌不叠纱、无菌棉垫及绷带、医用胶布。

4. 仪器设备 高频电刀。

【手术步骤与配合】表 4 - 4 - 11。

表 4 - 4 - 11 烧伤创面削痂术手术配合

手术步骤	手术配合
1. 消毒手术区域皮肤	海绵钳夹持 0.5% 碘伏纱球消毒手术区域
2. 铺无菌手术巾	常规铺单
3. 削痂肢体部分：近端缠包裹纱布，抬高患肢数分钟后绑止血带	递纱布及止血带止血
用滚轴刀削去坏死组织，削痂深度以创面出现鲜黄色脂肪颗粒为度，尽可能保留未坏死组织	递滚轴刀削去坏死组织
较大血管结扎止血，小血管电凝止血，用肾上腺湿纱布布叠纱卷绷带包扎。松止血带 5～10 分钟后解开绷带进一步止血	递结扎线及电刀笔止血
非肢体部位：边削痂边止血	递滚轴刀及电刀笔削痂止血
4. 冲洗	用过氧化氢，等渗盐水，碘伏冲洗

续表

手术步骤	手术配合
5. 包扎	递布叠纱卷、棉垫、绷带加压包扎，用医用胶布粘牢绷带尾端，使不得松散
6. 术毕	患儿离开手术室后，按要求规定清理消毒手术间，以待备用

【注意事项】

1. 术前一日访视患儿，了解患儿基本情况。

2. 避开烧伤创面选择良好输液部位，防止感染。

3. 明确患儿去痂区，手术方式和医生沟通有无特殊要求。

4. 严重烧伤患儿及家属表现焦虑，沮丧压抑，甚至自卑等心理反应，此时护士通过和蔼，真诚使患儿得到被尊重关怀感，注意观察情绪变化。我们应耐心解答患儿及其家属对于手术室所担心的问题，最大程度解除其心理压力。

十二、取皮植皮术

切削痂手术仅是清除坏死组织，植皮后才能使创面愈合。烧伤后 1 个月内进行皮移植是最佳时期。Ⅲ度烧伤面积＜10％的颜面、关节部位用大张皮片移植具有一定张力，皮片与创缘用丝线缝合固定，能改善容貌和关节功能；面积11％～30％采用小皮片移植成活率高；面积 30％～50％采用自体皮与异体皮混合移植术，自体皮互相融合，异体皮不断脱屑，创面最终随自体皮扩展而被永久覆盖；面积＞50％采用微粒皮移植术，此法自体皮的扩展率高，愈合后的创面比较平整，瘢痕较轻。

【适应证】各种原因起的皮肤缺损。

【麻醉方式】气管插管全身麻醉。

【手术切口】供皮区（头部）和受皮区（小腿）。

【手术体位】平卧位（根据手术部位不同变换体位）。

【手术用物】

1. 敷料 敷料包、大量中单、大量小手巾。

2. 器械 基础器械。

3. 特殊用物 大盆、10ml 注射器 2 个、23# 刀片、11# 刀片、7# 丝线、肾上腺素、滚轴刀、丝线、电刀笔、大量无菌棉垫、无菌绷带、布叠纱、过氧化氢、等渗盐水、医用胶布。

4. 仪器设备 气动取皮刀及动力主机、高频电刀。

【手术步骤与配合】表 4－4－12。

表 4 – 4 – 12 取皮植皮术手术配合

手术步骤	手术配合
1. 消毒头部及受皮区	海绵钳夹持 0.5% 碘伏纱球消毒头部及受皮区
2. 铺无菌手术巾	常规铺单
3. 准备气动取皮刀	按流程安装并连接气动取皮刀，使其在备用状态
4. 取头皮 (1) 术者将配好的膨胀液打入头皮下，助手用手绷紧头皮，术者用已备好的气动取皮刀按取皮的厚度宽度取皮	递给术者 10ml 注射器打膨胀液，递给术者已备好的气动取皮刀
(2) 接皮并洗皮	用止血钳夹取头皮放入纯盐水中，清洗头皮去掉头发茬以待备用
5. 包扎头部	用棉垫及生物敷料绷带包扎头部
6. 受皮区植皮前准备 (1) 植皮前，对创面进行扩创，修整肉芽使其平整。必要时，用滚轴刀切除坏死组织	递 23# 刀修整肉芽，必要时递滚轴刀
(2) 冲洗	反复用 3% 过氧化氢溶液及生理盐水，碘伏溶液冲洗
(3) 对植皮区创面必须止血	大出血点用丝线结扎止血，渗血处用外用付肾湿敷止血
7. 皮片移植 (1) 若皮片过大，需用 11# 尖刀片间隔打洞，根据创面情况，皮片在适宜紧张度下覆盖创面并固定皮片	递 11# 尖刀片，并用丝线间断缝合皮片缘和创面缘或用钉皮器间断固定
(2) 冲洗皮下创面	递注射器吸入抗生素溶液冲洗皮片下创面，清除残余异物或小凝血块
8. 植皮区的包扎 (1) 以无菌油纱覆盖受区皮片，油纱上再覆盖多层网眼纱布，用绷带加压包扎	递油纱、网眼纱、绷带包扎
(2) 或在缝合创缘与皮缘时，保留长线，缝合完毕后，皮片表面盖一层无菌油纱，油纱上再放适当量的网眼纱布，将预留的长线分为数组，然后相对打包结扎	递持针器角针 7# 丝线缝打包线
(3) 包扎	布叠纱无菌棉垫绷带加压包扎，医用胶布粘牢绷带末端以防松散
9. 术毕	患儿离开手术室后，按要求规定清理消毒手术间，以待备用

【注意事项】

1. 术前一日访视患儿，了解患儿病情及身体基本情况。

2. 避开烧伤创面选择良好输液部位，防止感染。

3. 明确患儿去痂区、手术方式和医生沟通有无特殊要求。

4. 严重烧伤患儿表现焦虑，沮丧压抑，甚至自卑等心里反应，此时护士通过和蔼，真诚使患儿得到被尊重关怀感，注意观察情绪变化。我们应耐心解答患儿对于手术室所担心的问题，最大限度解除其心理压力。

5. 术中准确规范安装气动取皮刀确保取皮顺利进行，严格保管取下的皮片。

十三、扩张器植入术

皮肤软组织扩张术亦称软组织扩张术，指使用皮肤软组织扩张器，植入皮肤软组织下，通过逐渐增加扩张器内容量，对表面皮肤产生压力，使皮肤组织增生扩张，产生"额外"的多余皮肤组织，用以修复软组织缺损的一种方法。此方法始于1976年，1984年引进我国整形外科界，1986年后，随着我国自产皮肤扩张器的诞生，这项技术在整形外科领域里被广泛应用，使许多患儿得到前所未有的良好治疗效果。皮肤软组织扩张在烧伤后患儿组织缺损的修复方面，亦取得了非常好的效果。

【适应证】

1. 器官再造。

2. 瘢痕性秃发或头皮缺损。

3. 供皮区或供瓣区预扩张。

4. 躯干、四肢瘢痕修复。

5. 面颈部瘢痕修复。

【麻醉方式】气管插管全身麻醉。

【手术切口】一般选在扩张区和修复区的交界处。

【手术体位】平卧位（根据手术部位不同变换体位）。

【手术用物】

1. 敷料包　敷料包、大量中单、大量小手巾。

2. 器械　基础器械、美容器械。

3. 特殊用物　15#刀片、3－0丝线、亚甲蓝、6×14角针、1ml注射器、20ml注射器、电刀笔、输血器。

4. 仪器设备　无菌扩张器。

【手术步骤与配合】表4－4－13。

表4－4－13　扩张器植入术手术配合

手术步骤	手术配合
1. 消毒皮肤	海绵钳夹持0.5%碘伏纱球消毒头部及受皮区

续表

手术步骤	手术配合
2. 铺无菌手术巾	常规铺单
3. 标记	递术者亚甲蓝根据扩张器大小在术区标记轮廓及注射壶埋置的位置
4. 分离 切开皮肤，皮下，找到分离的层次，以钝性潜行分离，范围大于扩张器轮廓1cm。冲洗埋置腔隙，用湿纱布填充腔隙，10分钟后取出纱布，观察有无出血，并彻底止血	递15#手术刀切开皮肤，递组织剪进行分离，递电刀笔止血
5. 放置扩张器 向扩张器内注入生理盐水（原扩张器容量的10%），置入扩张器，使其平展无折叠摆放好注射壶的位置，试验注水是否通畅	递已消毒好的扩张器，注水，放置
6. 缝合，引流 将皮下组织和基底缝合数针，摆放引流管的位置试负压良好并固定	递6×14角针，3－0丝线缝合
7. 包扎	用纱布条覆盖切口，外贴一次性无菌敷料贴

【注意事项】

1. 术前一日访视患儿，了解患儿病情及身体基本情况。

2. 输液部位选择上肢充盈静脉，保证穿刺顺利。

3. 保护扩张器完好，不被利器损坏。

4. 术中提前将以消毒好的扩张器放于无菌台上，以便医生提前做准备。

5. 备整形器械。

（王 霜 田昌平 殷 萍 刘 丽）

第五章　婴幼儿围术期安全护理

第一节　婴幼儿的转运安全护理

婴幼儿生理、解剖的不同特点以及儿科专业的独特性，对患病婴幼儿的处理提出了特殊的要求。因此，对新生儿和专科性很强的患儿应力争在大的医疗中心或儿童医院就治，这样能充分发挥专业和设备的优势，使患儿得到尽可能正确和合理的处理，这当然也相应地对转运患儿提出了特殊要求，尤其是较远距离的转运。

一、转运的原则

转运途中必须注意保暖，防止吸入性肺炎、低血糖、缺氧等情况发生。因而考虑的首要问题并非转运的速度，而更主要的是转运前的复苏及转运过程中的护理。由于各地经济、文化和地理上的差异，转运的方式也不尽相同，但理想的转运人员应包括小儿外科医师和有经验的儿科护士，否则，应通过电话等向被转运去的医院里的专家咨询有关注意事项。

二、转运中的处理

1. 保暖和纠正低体温　除非有立即转运的指征，否则应首先纠正低体温。转送途中应对患儿包裹保暖，并可使用暖箱来保持环境温度于 32～34℃。如果使用暖箱进行转运，还应注意转运时电源的保证。

2. 鼻胃管的置放　一般来说，婴儿在转运途中均需放置鼻胃管减压。即使不是肠梗阻患儿，有时也需安放胃管。应注意为了有效减压，要选择大小适当的胃管，当插入有困难时可经口安放，并用空针定时抽吸。在入院途中还需不断抽吸口咽部，以免吸入胃内容物、唾液、咽喉部分泌物等。食管闭锁患儿此种危险更大。也应注意防止过度抽吸咽部，以免引起恶心，诱发呕吐。

3. 转运时的体位　由于俯卧位时发生胃食管反流的可能性最小，因此其适用于大多数患儿，尤其是脊髓脊膜膨出、骶尾部畸胎瘤等背部病变者。对于脐疝、腹裂、膀胱外翻等前腹壁畸形胎儿，应采用侧卧位。腹胀明显和需做辅助呼吸患儿最好用仰卧位。食管闭锁患儿可用俯卧位或上半身倾斜 45°仰卧位，小心仔细抽吸咽喉部是防止误吸的关键。应当强调，无论取什么体位，转运途中一定要妥善包裹、铺垫，以减少波动和防止撞伤。

4. 静脉输液 出生后24小时内，如无额外的液体损失，不用常规静脉输液。下述情况为静脉输液的指征：腹裂、脐膨出等肠袢外露导致体液的异常蒸发、丢失，发生明显的吸入或呕吐的肠梗阻患儿，低血容量，酸中毒和低血糖等。在运输途中自然点滴不易控制速度和入量，条件许可时应用微泵控制输入。

5. 辅助呼吸 除早产儿外，大多数新生儿外科病员在转运途中并不需要做辅助呼吸。最常见需做辅助呼吸的是先天性膈疝患儿，此外某些食管闭锁和有呼吸道压迫的颈淋巴水肿患儿也需做气管插管等。一般应在转运之前作出处理，因在途中操作不方便。由有经验人员操作和妥善固定气管以免途中脱落退出，必要时用呼吸机辅助呼吸。不宜用面罩给氧，以免气体进入胃内，导致腹胀而进一步加重呼吸困难。

6. 应特殊护理的情况

（1）腹裂和脐疝破裂 由于内脏暴露使热量和体液丢失，外露的肠袢受到牵拉还可以导致肠绞窄坏死，应用温盐水纱布包盖肠袢，外裹几层塑料布等加以保护，还应静脉输入血浆、水电解质等成分。

（2）脊髓脊膜膨出 用湿盐水拭子保护外露的神经组织，外面再包盖塑料布。

（3）新生儿坏死性小肠结肠炎 患儿常为早产儿，应做辅助呼吸，并在转运前先输液以纠正酸中毒和血容量不足，应用广谱抗生素。

三、其他措施

在转运过程中应向家属说明有关情况，争取其配合及对手术治疗的支持。

第二节 手术切口感染预防

外科手术部位感染（SSI）是指围术期或以后，在切口、手术深部、腔隙发生的感染，是最常见的院内感染，占院内感染的14%～16%。手术切口感染是婴幼儿手术后常见并发症之一，不仅会影响切口的愈合速度、延长患儿的住院时间、增加患儿家长的经济负担，还会导致其出现全身感染等情况。

一、手术部位感染的判定标准

诊断标准按原卫生部2001年颁布的《医院感染诊断标准（试行）》中将手术部位感染分为三类：浅表切口感染、深部切口感染及器官腔隙感染。

（一）浅表手术切口感染

仅限于切口涉及的皮肤和皮下组织，感染发生于术后 30d 内，并具有下述两条之一者即可作出临床诊断。

1. 浅表切口有红、肿、热、痛，或有脓性分泌物。

2. 临床医生诊断的浅表切口感染，病原学诊断在临床诊断基础上细菌培养阳性。

（二）深部手术切口感染

无植入物手术后 30 天内、有植入物（如人工心脏瓣膜、人造血管、机械心脏、人工关节）术后 1 年内发生与手术有关，并涉及切口深部软组织（深筋膜和肌肉）的感染，并具有下述三条之一即可作出临床诊断。

1. 引流或穿刺有脓液。

2. 再次手术探查，经组织病理学或影像学检查发现涉及器官（或腔隙）感染的证据。

3. 由临床医生诊断的器官（或腔隙）感染。病原学诊断在临床诊断基础上，细菌培养阳性。

二、婴幼儿手术切口感染的相关因素

（一）自身因素

患儿的年龄越小、低体重以及伴有基础疾病是术后感染发生的危险因素。患儿年龄越小，身体发育不全，加上基础疾病导致的患儿免疫力低下，增加了感染的机会。早产儿、低体重的患儿，常常伴有不同程度的营养不良，伤口预后速度迟缓，抗感染能力低下，术后感染发生率较高。

（二）手术相关因素

手术的等待时间（住院时间）越长、手术时间越长、切口为深部组织的患儿感染率显著增加。由于患儿手术切口越大、暴露的时间延长，对机体造成的损害越大，导致患儿局部抵抗力降低，从而发生感染风险。手术切口的污染程度越高，伤口的感染机会越大。手术切口类型为Ⅲ类的患儿术后切口感染风险明显高于手术切口为Ⅰ、Ⅱ类者；急诊手术患儿的术后感染风险明显高于择期手术患儿，这与术前、术中和术后的医疗条件、手术准备情况等具有相关性；术前预防性使用抗生素，能使患儿术中保持高浓度的抗生素滴度，术后降低感染风险。术后使用抗生素时间超过 24 小时的患儿感染发生率高于术后抗生素使用时间小于 24 小时的患儿。术后用药时间超过 24 小时会导致耐药菌的产生，再加上国内临床抗菌药物的使用不合理等因素，导致感染风险上升；医护人员的年资与患儿术后感染有关，医护人员资质低，工作年限短，在手术过程中更容易造成其他组织和神经组织的损伤，同时对患儿术前准备方面可能会出现一些疏漏，增加术后发生切口感染风险。

三、婴幼儿手术切口感染的预防

（一）术前护理

1. 环境准备　病区护理人员应向患儿家长说明环境准备的重要性，安排固定人员陪护，尽量避免和减少与外界接触以及探视的次数。保持病房环境干净整洁，保持室内空气新鲜，保证每天开窗通风，每天 2 次，每次 30 分钟，可有效降低空气的污浊度，减少手术部切口感染的可能性。

2. 皮肤准备　手术患儿大部分年龄小、体重低，免疫功能低下，患儿家长通常担心术前沐浴会加重患儿病情，手术室护理人员在进行术前访视宣教时，告知患儿家长术前皮肤准备是防止手术切口感染的重要环节，患儿在术前三天对手术区域皮肤用氯己定溶液进行擦拭，每天 1 次，每次 15 分钟以降低皮肤表面的致病菌数量。

3. 肠道准备　手术室要和病区护理人员进行有效沟通，术前 1 小时做患儿的肠道准备工作，避免患儿因肠道准备不充分对层流手术间造成环境污染。

（二）术中护理

1. 参加手术人员的要求　婴幼儿手术的每一位参与者，无论是外科医生、麻醉医生、手术室护士都要增加无菌操作意识，每项操作都要严格遵循无菌操作原则。严格限制和管理手术间的参观人员人数和行为，不能随意走动，与手术医生距离 30cm 以上，尽量避免咳嗽、打喷嚏、谈话等，加强手术人员手部的卫生管理，严格按照《外科洗手流程》规范洗手，时间≥3 分钟。

2. 手术间环境要求　实施手术的手术间应该保证手术间物品的表面清洁，控制物流、人流，减少对手术间的空气污染。手术过程中严禁频繁开启手术间门，保持层流手术间的正压状态。

3. 手术操作要求　护理人员在患儿进入手术间进行麻醉操作后再打开无菌包，尽量降低无菌器械和敷料暴露和污染的发生率。使用无菌溶液瓶内的液体前冲洗瓶口一次用完，避免反复使用增加污染的机会。

提高手术护士的业务技能，婴幼儿手术配合要求手术护士有扎实的基本功，对解剖知识和手术步骤熟练掌握，对主刀医生的手术习惯了解，有应对术中突发状况的应变能力。手术配合质量的好坏直接影响到患儿手术时间，降低手术部切口感染的可能性。

（三）术后护理

术毕做好患儿各项管路的交接工作，引流管也是交接的重点，术后切口引流处理不当也会增加逆行感染的机会。提前通知监护室或病房做好手术患儿交接准备，缩短转运交接过程的时间，减少感染的风险。

术后做好患儿的基础护理工作，保护好手术切口，防止污染；给予患儿合理的营养搭配，高热量、高蛋白、高维生素的饮食，进食易消化食物，促进切口的愈合。

第三节　婴幼儿压力性损伤的护理

一、压力性损伤的定义

压疮又称压力性损伤，是发生在皮肤和（或）潜在皮下软组织的局限性损伤，通常发生在骨隆突处或皮肤与医疗设备接触处。该压力性损伤可表现为局部组织受损但表皮完整或开放性溃疡，并可能伴有疼痛。剧烈和（或）长期的压力或压力联合剪切力可导致压力性损伤出现。皮下软组织对压力和剪切力的耐受性受环境、营养、灌注、合并症和软组织条件的影响。

二、美国全国压疮顾问小组 2007 年最新分类

1. 可疑的深部组织损伤　皮下软组织受到压力或剪切力的损害，局部皮肤完整但可出现颜色改变如紫色或褐红色，或导致充血的水疱。与周围组织比较，这些受损区域的软组织可能有疼痛、硬块、黏糊状渗出、潮湿、发热或冰冷。

2. 第一期压疮淤血红润期　"红、肿、热、痛或麻木，持续 30 分钟不褪"在骨隆突处的皮肤完整伴有压之不褪色的局限性红斑。深色皮肤可能无明显的苍白改变，但其颜色可能与周围组织不同。

3. 第二期压疮炎性浸润期　"紫红、硬结、疼痛、水疱"，真皮部分缺失，表现为一个浅的开放性溃疡，伴有粉红色的伤口床（创面），无腐肉，也可能表现为一个完整的或破裂的血清性水疱。

4. 第三期压疮浅度溃疡期　表皮破损、溃疡形成。典型特征：全层皮肤组织缺失，可见皮下脂肪暴露，但骨头、肌腱、肌肉未外露，有腐肉存在，但组织缺失的深度不明确，可能包含潜行和隧道。

5. 第四期压疮坏死溃疡期　侵入真皮下层、肌肉层、骨面、感染扩展，典型特征：全层组织缺失，伴有骨、肌腱或肌肉外露，伤口床的某些部位有腐肉或焦痂，常常有潜行或隧道。

6. 无法分期的压疮典型特征　全层组织缺失，溃疡底部有腐肉覆盖（黄色、黄褐色、灰色、绿色或褐色），或者伤口床有焦痂附着（碳色、褐色或黑色）。

三、婴幼儿术中压力性损伤产生原因

1. 手术体位　大多数患儿不能主动配合手术，必须全身麻醉，全麻手术时间长，受压部位长时间血液循环不通畅。皮肤组织在 >70mmHg 压力下持续受压2 小时以上，此时就会造成组织不可逆的损害。

2. 改变手术床的角度　手术过程中有时会因为手术需要而改变手术床的角度，操作振动过大会对患儿受压部位皮肤产生明显的摩擦力和剪切力。由于小儿皮肤角质层较薄，仅为成人皮肤的 1/10，且真皮中胶原纤维少因而缺乏弹性，易被外物渗透和摩擦受损。

3. 麻醉用药　由于麻醉药物的阻滞作用，使患儿受阻滞部位以下的血管扩张，血液变慢，受压部位失去正常的血液循环。因此，由于麻醉药物影响，患儿反应迟钝或暂时丧失了对身体某些部位的控制。

4. 婴幼儿皮肤　小儿皮下血管丰富、汗腺分泌旺盛，术中溢出血液、体液或冲洗液，都会造成受压部位的皮肤潮湿，皮肤潮湿会削弱皮肤角质层的屏障作用，造成局部皮肤水肿，有害物质易于通过且极易导致细菌繁殖，使上皮组织更容易受到损伤，从而引起压疮。

5. 体重　由于婴幼儿喂养方式和摄入营养量的不同，婴幼儿体重个体差异很大。体重过大会导致受压部位压力和摩擦力过大，而体重过轻则会导致皮下无脂肪组织保护，这些因素都会使压力性损伤更易发生。

四、预防措施

1. 有效沟通　由于手术时间长、手术需要的特殊体位、术中体位不能改变、患儿体质的不同等，尽管采取了很多保护措施，但患儿受压部位皮肤仍易压红、出现水疱。因此，术前访视内容要全面，要特别向家长事先说明情况。

2. 减少摩擦　在手术床上预先铺垫海绵；在患儿肢体下方摆放啫喱软垫；当患儿侧卧位时使用啫喱头圈，在患儿耳廓下方垫入棉垫，在突出骨节和皮肤相互接触部位也要添加棉垫。同时，在使用约束带时要加衬垫，且保证约束带松紧适宜。这些措施可以有效减轻患儿皮肤与手术床单、约束带之间的摩擦，防止压力性损伤出现。

3. 皮肤护理　手术过程中加强对患儿受压部位皮肤情况的观察，在不影响手术的前提下每 2 小时帮助患儿放松约束带，定时进行减压按摩，以减轻局部受压，促进局部血液循环。在摆放手术体位或对患儿进行其他护理操作时动作轻柔，特别是要避免拖拽等动作造成受压部位皮肤表皮的损伤，避免受压部位皮肤的意外损伤。

4. 保持体温　保持患儿正常体温，手术室的温度控制在 22～25℃，使用棉被、毛毯等遮盖物保持患儿的体温，在冲洗胸腹腔时使用温热冲洗液，可以有效保证血液循环，减少压力性损伤发生概率。

5. 受压部位按摩　手术结束后，受压部位由缺血、缺氧状态转为短时间内快速充血，就会造成组织的再灌注损伤，故在术后要及时对患儿受压部位进行减压按摩。

第四节　手术中低体温护理

低体温是指核心（直肠）体温≤36℃，以体温过低、体表冰冷、反应低下为特征。体温在 34～36℃称为轻度低体温，体温在 30～34℃为中度低体温，体温低于 30℃为严重低体温。体温过低的机制是产热减少或散热增多。低体温不仅可引起皮肤硬肿，并可使体内各重要脏器组织损伤，功能受累，导致死亡。新生儿的皮肤温度维持在 36～37℃时，耗氧量最低，又能保持正常代谢。

一、婴幼儿术中低体温的原因

婴幼儿体温调节中枢发育不完善，容易受外界环境影响，全身麻醉下体温调节中枢功能减退，婴幼儿手术过程中更易导致低体温的发生。为了提高婴幼儿围术期的安全，减少术中及术后并发症的发生，手术期间要采取积极主动的保温措施，维持婴幼儿的体温在正常范围。

1. 婴幼儿自身的生理特点　婴幼儿体温调节功能不稳定，体表面积相对成人大，皮下脂肪少，散热率比成人大 4 倍。体内棕色脂肪及糖原易被消耗，当超过机体调节能力时，极易发生低体温。如 1 岁患儿常温下手术 1 小时体温下降 0.5℃，手术 2 小时体温下降 3～4℃。新生儿存在体温调节障碍，且因其体表面积与体重之比大，呼吸道水分丢失多，代谢率低，皮下组织薄及对寒冷的反应弱，特别容易导致低体温甚至发生硬肿症。

2. 麻醉对婴幼儿体温的影响　婴幼儿手术一般采用全身麻醉，麻醉药物尤其全身麻醉药阻断了身体大部分神经传导，不能随环境的变化来调节体温，因此易受环境的影响，出现体温过低。另外，气管插管全麻期间，气体不经鼻腔上呼吸道的加温加湿作用，干冷气体直接进入肺内，也会引起体温下降。

3. 手术室环境对婴幼儿体温的影响　手术室是一个特殊的环境，大多数医院为洁净手术室，洁净手术室使用层流通气设备可使对流散热的比例升高到

61%，而蒸发散热为91%。手术间的温度和空气流动率可增加对流散热，而蒸发的速率与空气湿度成反比。通常认为室温应该控制在21℃比较适宜，婴幼儿体温降低，减少氧耗，而且工作人员比较舒适。但实践证明，21℃的室温对全身裸露及麻醉状态下的手术患儿无疑是个冷环境。而且术前禁食水，使婴幼儿热能供应不足，易出现低体温。有研究指示，在19～21℃的手术环境下，至少有50%的患儿出现低体温

4. 术中操作对婴幼儿体温的影响　术前皮肤消毒带走机体大量热量，同时婴幼儿术中暴露的体表面积越大，皮肤散热越快。术中由于胸腔腹腔内容物暴露时间长，水分从手术中蒸发使散热增加。术中大量生理盐水冲洗，患儿加快渗透导致机体热量散失。湿冷纱布垫的填塞止血进一步造成蒸发、对流及传导散热。术中给婴幼儿输入与室温同等的液体或库血，起到冷稀释的作用，每输入4个单位库血或4L低温环境下的液体，中心体温下降1℃，可见在手术中输入环境温度下的液体越多，体温下降越快。手术时间越长，机体热量散失越多，基础代谢率也随体温的下降而降低，引起热量散失增加、产热减少，从而导致大幅度的体温下降。最近有报道证实，手术体位的摆放可引起明显的体温变化，抬高下肢将降低血管收缩阈值，加重体温的下降。

二、术中低体温对婴幼儿的影响

1. 增加伤口的感染率　低体温抑制交感神经系统活性，削弱机体应急能力，同时减弱组织血流和氧气的供给，还抑制蛋白质的消耗和胶原合成。婴幼儿低体温更能直接损害免疫功能，尤其是降低中性粒细胞的氧化杀伤能力，机体对感染的抵抗力也会降低。有研究表明：术中体温低于35℃，伤口感染发生率增加3倍，住院时间延长约3倍。

2. 对血液循环系统的影响　婴幼儿术中低体温可出现多方面的血液系统异常，其中较为重要的是凝血障碍。一方面低体温可以使血小板数量减少，功能减弱，凝血物质活性降低，从而抑制凝血功能使术中渗血增多，术后引流量增加。另一方面，低体温又导致静脉淤滞，局部组织供养减少进一步引起深静脉血栓的形成。

3. 苏醒延迟　体温降低使血液流经肝脏减慢，而多种麻醉药物的代谢又是在肝脏完成，因此麻醉药物代谢缓慢使苏醒延迟。

4. 增加心血管并发症　研究表明，术中体温过低可以直接抑制窦房结的功能，减慢传导，还可以抑制心肌收缩力。患儿术中低体温，心脏意外发生率为55%，心肌缺血发生率是术中正常体温的3倍。中度体温降低可以出现心率减慢，重度体温降低可以出现心室颤动，甚至死亡。

5. 对中枢神经系统的影响　低体温对中枢神经系统的影响极其明显，体温下降1℃，脑血流量减少6%～7%，出现意识障碍、判断力下降。

6. 代谢紊乱　婴幼儿体温降低可以使酸碱平衡失调，电解质紊乱。尽管体温低时可以通过降低机体代谢率减少对氧的需求，但低体温引起的氧传送能力下降仍可以导致机体严重缺氧。婴幼儿低体温状态下二氧化碳分压下降，红细胞结合力上升，氧释放减少，使患儿处于酸血症状态。

7. 对呼吸系统的影响　低体温使肺组织缺血缺氧、酸中毒及凝血功能障碍，导致肺损伤，因此对肺组织的损伤是多种因素共同作用的结果。

8. 有益作用　所有事情都不能一概而论，既有不利的一面又有有利的一面，如低体温对脑外科及器官移植的患儿就是有利。低体温可以降低脑细胞对缺氧的敏感进而起到保护脑组织的作用；还可以避免移植脏器在手术过程中活性下降，保证移植器官手术的成功。

三、低体温的护理措施

1. 婴幼儿术中低体温的防治　婴幼儿因体温调节和保持恒温的能力差，手术室内低体温的发生率很高。因此，在进行婴幼儿手术时，应采取有效的综合措施，维持婴幼儿术中正常体温，防止婴幼儿围术期低体温并发症的发生。

2. 对婴幼儿术前进行评估　以预防为主，术前根据手术种类、胸腹腔暴露面积、手术时间、营养状况以及皮肤完整性等来评估手术期间是否有体温下降的可能性及下降的程度，并制定不同方式的保温措施。对于早产儿和低体重患儿在手术前后用暖箱进行转运。接送患儿的过程中注意保温。患儿的年龄越小体温变化越快，所以在接手术患儿时及时更换尿不湿，进入手术间及时给患儿保暖。送手术患儿时要裹好从暖箱拿出的包被以保护患儿的正常体温。

3. 手术间的准备　婴幼儿手术时要求室温在25℃左右，湿度在40%～60%为宜。新生儿和早产儿的室温应在27～29℃。不要因为医护人员在这种温度下的不适而改变最佳的手术室温度。凡新生儿手术均提前30分钟打开层流空调使室温保持在28℃，术前将手术床铺置温毯预热至37℃。

4. 输液输血要保持适当的温度　手术室配备恒温柜，静脉所输液体及血液制品要保持在37℃，但部分药物如青霉素类、维生素类、代血浆等不能加温。同时冲洗胸腔和腹腔的生理盐水也要加温。冲洗液温度控制在37～40℃，冲洗浸湿的敷料及时更换。

对于新生儿更要把保护胸腔和腹腔的湿纱布加温，防止暴露时间过长使肠管散热导致体温下降。

5. 麻醉期间体温的保护　由于麻醉期间体热重新分布，可导致婴幼儿中心体温快速下降，因此在麻醉诱导前不要过早暴露患儿。注意患儿四肢和非手术区域的覆盖保暖。

6. 体温监测及密切观察病情　手术过程中进行全程体温（口咽温、肛温）监测。加强麻醉及手术患儿的体温监测，及早发现患儿术中低体温是十分重要的，术中要经常观察患儿四肢末梢情况，并密切观察患儿术中的血氧饱和度、呼吸、心跳频率和节律，及时发现并处理因低体温引发的寒战而导致一系列应激反应。

7. 氧气吸入　低体温时氧耗减少，但在恢复期短时间内耗氧达到静息时的4~5倍，此时如果氧气吸入浓度不够，就容易出现低氧血症，因此术中在采取保暖措施的同时，要持续吸氧。

8. 选择适当的保暖措施防止烫伤　可采用保暖棉被服，实验表明单层覆盖物能有效降低散热30%，不实施手术的部位用保温性能好的被服遮盖，使之与冷空气隔绝，尽量避免被服弄湿，保持手术床的干燥。循环水毯，通过调节水毯的温度，保证患儿的体温。适用于婴幼儿的温度应保持在38℃，患儿卧于水毯上，水温通过传导的方式将热量直接传递到患儿背部体表，提高患儿的体表温度，减少热量由体内向体外以及外周向温度低的周围环境转移，使用循环水毯保温能有效防止体温的过度降低和术后寒战的发生；充气式保温毯，通过对体表施加一定温度的高对流气体，加上四肢保暖毯的缠绕，一方面能提高外周皮肤温度，减少体内热量向外转移；另一方面，隔除体表热量向外周环境扩散。婴幼儿皮肤细嫩对热的耐受较差，不论使用任何加温设备，都应及时观察患儿。温毯达到40℃时可造成新生儿低温烫伤。

随着现代小儿外科学的发展及高新医疗仪器的普遍使用，在婴幼儿期的临床手术治愈率越来越高，手术量越来越多，手术时间越来越短。这就更加要求我们手术室护士要充分重视术中患儿的体温保护，因此手术室护理团队应了解术中体温变化的原因。做到术前以预防为主，术中密切观察及监测，及时发现，并正确处理，防止低体温的发生，有利于减少术后并发症。使婴幼儿的体温在手术全期保持最理想范围内，确保患儿早日康复。

第五节　电外科安全护理

高频手术器（ESU），即高频电刀，是一种取代机械手术刀进行组织切割的电外科器械设备。利用475~480Hz高频电流在电刀的刀尖形成高温、热能和放电，使接触的组织快速脱水、分解、蒸发、血液凝固，实现分解组织和凝血作用，达到切割、止血的目的。高频电刀主要有两种工作模式：单极模式和双极模式。

一、单极电刀

（一）单极电刀的结构与配件

由高频电刀主机、单极电刀笔、儿科专用回路电极（负极板）和脚踏控制板组成。

使用负极板的作用：可构成电流回路，同时降低负极板处的电流密度，避免电流离开患儿后返回高频电刀时继续对组织加热而灼伤患儿。

（二）电极电刀的工作原理

利用 475～480Hz 高频电流在电刀的刀尖形成高温、热能和放电，使接触的组织快速脱水、分解、蒸发、血液凝固，实现分解组织和凝血作用，达到切割、止血的目的。

（三）婴幼儿单极电刀安全使用的操作程序和注意事项

1. 首先评估患儿是否适合使用单极电刀。如果新生儿体重 <0.45kg，需使用双极模式。根据手术选择合适品牌的高频电刀，检查电源、电极线路有无断裂和金属线外露。

2. 选择并检查负极板

（1）根据患儿体重不同选择负极板　婴儿负极板适用于体重 2.7～13.6kg 的患儿；新生儿负极板适用于体重 0.45～2.7kg 的患儿。

（2）检查负极板要完整无缺、导电胶湿润并在保质期内。

3. 评估患儿的皮肤，选择合适的部位安装负极板并将负极板插头安装至机器。

（1）合适的安装部位　尽量靠近手术部位（但不少于 15cm）的平坦的血管丰富的肌肉区；局部皮肤剔除毛发并保持清洁干燥；与手术部位不可交叉；距ECG 电极 15cm；环路中不能有金属移植物、起搏器、心电图电极；负极板的长边接近高频电流的来向。

（2）不合适的安装部位　皮肤皱褶和骨性隆起、瘢痕、脂肪较厚，避开受压部位及液体积聚部位。

（3）安装负极板时要注意　负极板需保持平整，严禁叠加粘贴，严禁切割或修剪负极板的大小，防止局部电流过高或漏电；负极板要一次性使用，防止交叉感染和影响性能。

4. 连接电刀笔与机器，开机自检，显示负极板安装正确无报警指示后，调节输出功率。

（1）婴儿负极板　不要超过 150W 的功率设置，尽量缩短激活时间。

（2）新生儿负极板　不要采用超过 30W 的功率设置，不要连续激活电极时间超过 30 秒。

5. 使用过程中的注意事项和故障排除方法

（1）避免旁路灼伤　患儿的肢体用布类（棉垫）包裹后妥善固定，避免皮肤对皮肤接触，不可与接地的金属接触，与金属床之间至少保持 4cm 厚度的干燥的绝缘层。

（2）避免设备漏电或短路　勿将电线缠绕在金属物品上，有地线装置者要连接。

（3）避免在有易燃易爆和挥发性的气体、高氧环境中使用电刀，在气道部位使用时应暂时移开氧气。

（4）避免加热负极板，避免与温毯的近距离接触　负极板和温毯之间应用毛巾，毯子和折叠的手术巾隔开，以达到使负极板远离热源的目的。

（5）摆好体位后再粘贴负极板，术中患儿发生移动后需再检查负极板的接触面积和有无移位。

（6）禁止将报警系统消声　有异常声音发出时，应立即停止使用并检查原因。

6. 使用完毕，应先关闭主机电源开关，再拔电源插头。

7. 婴幼儿皮肤娇嫩，要顺着皮纹的方向正确揭除负极板，检查负极板下患儿的皮肤。使用后将线路盘好备用，做好记录。

二、双极电刀

（一）双极电刀的结构与配件

由高频电刀主机、双极镊、输出电线和脚踏控制板组成。

（二）双极电刀的工作原理

双极电刀是一种电子式射频电流发生器，电流在双极镊的两极之间经过，其深部凝结成放射状传播。相关组织变成浅棕色焦痂，不会形成明显的电弧。双极电刀主要是凝血功能。

（三）双极电刀的应用范围

可烧灼 1.0mm 以下的小血管或其分支，而不致损伤周围组织。

应用于体重小于 1 磅的新生儿以及神经外科、颌面外科、整形外科、脊椎骨外科、耳鼻等手术的使用，尤其是体内植入心脏起搏器、金属植入物、人工电子耳蜗、脑部深层刺激器、脊椎刺激器者。

（四）双极电刀安全使用的操作程序和注意事项

1. 双极电刀安全使用的操作程序

（1）接通电源线，连接脚踏控制板，放于术者足下。

（2）开机自检，按手术需求设置输出功率。

（3）连接双极电凝线插头。

（4）双极镊夹住组织和出血点后，使用脚踏控制板电凝止血，然后松开脚踏控制板。

（5）使用完毕，应先关闭主机电源开关，再拔电源插头。使用后将线路盘好备用，做好记录。

2. 双极电刀安全使用的注意事项

（1）由于电极的两极之间已经形成回路，所以无须使用负极板。

（2）为了达到既能有效地破坏某一结构，又能最大限度地避免对其他组织不必要的损害，根据手术部位和组织性质应选用 0.3～1.0mm 宽的镊尖，电凝输出不超过 4（负载 100Ω 时，<22W），在重要组织结构（如脑干、下丘脑等）附近电凝时，电凝输出功率要尽量小。

（3）手术野不断用生理盐水冲洗，以保持组织湿润、无张力；保持手术野清洁，并避免温度过高影响周围组织重要结构，同时可以减轻组织焦痂和电凝镊子的黏附。

（4）每次电凝时间约 0.5 秒且多次，直到达到电凝效果，间断电凝比连续电凝更能有效地防止镊子与组织粘连，以避免损伤

（5）及时清除黏附于双极镊上的焦痂，应用湿纱布或专用于擦电凝镊子的无损伤百洁布擦除，不可用锐器刮除，否则会损伤镊子表面的特殊结构而使镊尖更易黏附焦痂组织。

（6）镊子的两尖端应保持一定距离，不可相互接触而形成电流短路，失去电凝作用。

（7）脚踏控制板在使用前应套上防水的塑料套，防止术中的血液及冲洗液弄湿脚踏控制板而难于清洁及引致电路故障。

（8）双极镊尖精细，在使用、清洁、放置时要注意保护镊尖，勿与其他重物一同存放，灭菌前镊尖应套上保护套。

第六节 手术体位的护理

一、体位摆放原则

1. 满足患儿的需要，保证患儿安全舒适 骨隆突出处衬软垫，以防压伤；在摩擦较大的部位，衬以海绵垫、油纱或防压疮垫，以减小剪切力。

2. 充分显露手术野 保持手术体位固定，防止术中移位影响手术，便于手术医师操作，从而减少损伤和缩短手术时间。

3. 不影响患儿呼吸 摆放体位时，应避免颈、胸受压。俯卧位时应在胸腹部下放置枕垫，枕垫间需留一定空间，使呼吸运动不受限，确保呼吸通畅。

4. 不影响患儿血液循环 患儿处于侧卧或俯卧时，可导致回心血量下降，因此，安置手术体位时应保持静脉血液回流良好，避免外周血液回流受阻，肢体固定时要加衬垫，不可过紧。

5. 不压迫患儿外周神经 上肢外展不得超过90°，以免损伤臂丛神经；截石位时保护下肢腓总神经，防止受压；俯卧位时小腿垫高，使足尖自然下垂。

6. 不过度牵拉患儿肌肉骨骼 保持患儿功能位，如麻醉后患儿肌肉缺乏反射性保护，长时间颈伸仰卧位或颈部过度后仰，可能会导致颈部疼痛；不可过分牵引四肢，以防脱位或骨折。

7. 防止发生体位并发症 在体位设置时，告知麻醉医师及手术者做好相应准备；搬动患儿时应动作轻柔，用力协调，防止直立性低血压或血压骤然升高以及颈椎脱位等严重意外的发生。

二、常用手术体位固定用具

1. 软垫 包括棉垫和棉卷。由棉花做成，质地柔软，便于使用和清洗。棉垫多用于保护骨隆突起处和肌肉薄弱处；棉卷多用于俯卧位及侧卧位的固定，能有效暴露手术野，是最常用的体位垫。

2. 固定带 质地柔软，使用方便，便于清洗。可用棉布、尼龙搭扣制作，小儿固定带多用棉布制作。

3. 沙袋 可根据需要用沙或干燥剂颗粒制成，质地较软垫稍硬，支撑患儿部分身体的重量，能有效、持久地支持手术体位，便于充分暴露手术野。沙袋内填充物也可是糠壳、硅胶颗粒等。

4. 啫喱垫 啫喱垫是一种独特配方的硅胶，具有良好的柔韧性、抗压性和生物学特征，其质地类似患儿的皮肤和组织，能有效预防压力性损伤。使用时，可使患儿的体重均匀地分配到硅胶上，而不会使其压至极限状态。啫喱垫能通过X线透视，无导电性、不易燃烧。外表面光滑，易于清洗和保养，可以使用碘伏、75%乙醇、异丙醇等消毒液消毒，但不能高温、高压消毒。

5. "人"字体位架 由木板制作而成。

三、手术体位固定的范围、方法和特点

手术体位是指术中患儿的位式，由患儿的卧姿、体位垫的使用、手术床的操纵3部分组成。正确的手术体位，可获得良好的术野显露，防止神经、肢体等意外损伤的发生，缩短手术时间。

（一）仰卧位

仰卧位是最常见的手术体位，适用于头部手术、颈部手术、胸部手术、腹部手术、四肢手术、食管中段癌等手术体位的安置。安置时压腿带固定于患儿膝关节上3～5cm，上肢外展不得超过90°。上肢不需外展者将其固定于体侧，并安装护手板以利于保护上肢及各种管道。

1. 头部手术

（1）颅脑手术 患儿向上移，在方凳上放一中号软垫用以放置头部，待麻醉后移去方凳，安装脑外科头架，用消毒头钉或头托固定头部，托盘放于头端，头部侧偏（侧偏程度视手术部位而定）。必要时需在一侧肩下垫一薄软垫。

（2）眼科手术 枕部垫一海绵头圈。婴幼儿需在肩部下垫一个宽10cm左右软垫，使其头颈后仰，以保持呼吸道通畅。

（3）乳突手术 枕部垫一海绵头圈，头部转向一侧，患耳向上，肩胛下垫一小软垫。

2. 颈部手术

（1）必要使用清洁治疗巾包裹头部或戴手术帽，并放置肩垫。常见于颈伸仰卧位。

（2）颈下可垫一长形颈枕，以抬高颈部，使头后仰，充分暴露颈部，以保持体位舒适。

（3）枕部垫一头圈或凝胶头圈，根据患儿脖颈长短在肩下垫软垫使颈根部抬高，或将进口床的背板抬高，头板降低，使颈伸直，头后仰。

（4）头颈两侧各置一小沙袋，以固定头颈与正中位。

（5）手术托盘至于头端，位于下颌上方约5cm，腿部再放一托盘，手术床应保持头高脚低位（15°～20°）。

3. 胸部手术

（1）纵劈胸骨行纵隔或心脏手术 背部纵向垫一小软垫，两侧腰部分别垫

一小沙袋，以稳妥固定体位，双手臂置于身旁或外展置于支手架上。

（2）前外侧切口行二尖瓣交界扩张术或心包手术　左背部垫一小软垫，左侧肘屈、手臂上举，用腕带固定于头架上，右手置于身旁或外展于支手架上。

（3）乳房手术　患侧肩下垫一中长软垫，患侧床旁置一手部手术台或方凳，凳上放一大软垫，上臂外展伸直置于软垫上（外展不得超过90°），健侧上肢放于体侧。

4. 腹部手术

（1）一般腹部手术　平卧，手臂自然放于体侧并安装护手板，或按需要外展固定于置手架上，双膝下垫一小软垫。

（2）肝癌手术、分流术　可与右背部肋下相应区垫一小软垫，使患侧抬高15°左右，缝合腹膜前取出软垫。脾切除术、脾肾静脉分流术，可与左背部肋下相应区域垫一沙袋。

5. 四肢手术

（1）上肢手术　平卧，健侧上肢置于体侧，并用护手板保护，压腿带固定下肢；患肢外展置于手外科手术台上，外展不得超过90°，以免拉伤臂丛神经。

（2）下肢牵引复位手术　该手术应建立静脉通道于健侧上肢。①体位备物：进口手术床、牵引床架、进口头架、碗带、支手板、厚棉袜一只。②步骤：患儿平卧于手术床上，患侧脚穿厚棉袜，待麻醉后卸下腿架，安装好牵引床架，患儿下移，用清洁的棉垫垫在会阴部挡架上，防止会阴部压伤，并妥善固定好尿管，将患侧足固定于牵引床鞋套内；健侧手外展，患侧手内曲固定于头架腕带上。

（二）俯卧位

俯卧位适用于腰背部、脊柱手术。

（1）胸部垫大软垫，尽量靠上，髂嵴两侧各垫一个方垫，使胸腹部悬空，以免影响呼吸。

（2）头转向一侧或用俯卧专用头枕、头架。

（3）两小腿下垫软垫，使膝关节微曲，下肢用压腿带固定。

（4）双手自然屈曲放于头两侧，颈部手术俯卧位时可用护手板固定双手于身体两侧。

（5）男性患儿注意悬空会阴部，避免压迫阴囊。

（6）非头颈部手术可将头部垫高，并垫一头圈，使头部自然偏向一侧。

（三）膀胱截石位

膀胱截石位适用于直肠、肛门、会阴部的手术。

（1）患儿仰卧，两腿分开呈90°，穿上腿套，臀部尽量移于手术台腿板下折床缘处，臀部下垫一中号软垫，以抬高臀部，利于手术部位的显露。

（2）腿放置于托腿架上，膝关节弯曲90°，约束固定，防止压、拉伤膝总神经；两腿外展呈90°夹角，防止过度外展拉伤内收肌。

（3）安置搁物挡板，便于会阴部手术物品的放置。

（4）将手术床调至头低脚高位约15°。

（5）托盘放于右小腿上方。

（四）侧卧位

1. 胸部手术

（1）在健侧上肢建立静脉通道。

（2）安装置手架，头部垫一头圈，注意保护耳、眼，根据手术需要安置患儿左侧或右侧卧位。

（3）下侧手向前伸固定于置手架上，腋窝下垫一软垫，防止手臂、腋神经，血管受压。

（4）在腰部垫一窄薄软垫，防止压伤皮肤。

（5）两侧用进口挡板或沙袋固定，下腿伸直，上腿屈曲，两膝间垫一软垫，宽约束带固定。用体位胶布或使用挡板固定。

2. 肾脏手术

（1）在健侧上肢建立静脉通道。

（2）麻醉前调整好肾桥位置，安置好置手架，头部垫一头圈。

（3）按需要使患儿右侧或左侧卧位，腰部对准肾桥，两侧用进口挡板或沙袋固定，升高肾桥（以腰部皮肤略为绷紧为准）。

（4）手臂固定于支手架上，下腿屈曲，上腿伸直，两膝间垫一大软垫，压腿带固定。

（五）坐位

坐位适用于鼻腔、口腔手术。

（1）麻醉前，患儿抬高下肢，用绷带或弹力绷带缠好双下肢，以增加回心血量。

（2）待麻醉后，将手术床背板向上摇起呈80°，使患儿坐于手术床上，将头前倾，枕颈部伸直，前额顺部用头架固定。

（3）双下肢膝关节处垫一大软垫，防止患儿下滑及维持功能位。

（4）双手固定于身体两侧的手臂固定架上。

（5）需要时后背和前脚用大软垫保护、固定带固定，托盘置于额前。

（六）小儿手术体位

1. 婴幼儿仰卧位　患儿平躺在手术床上，双腿稍分开；腕关节、踝关节用棉垫包裹，用约束带分别将四肢固定于床缘。若行心脏手术，背部应垫一小软枕抬高胸部。若行气管镜、喉镜、食管镜检查，可用中单将患儿身体及双上肢包裹；用约束带固定于床缘。

2. 婴幼儿俯卧位 麻醉后将患儿翻身置于手术床上，将额面部置于头托上，协助调整好麻醉插管位置，胸部置一个长软垫（可用折叠的包布代替），在身体两侧各放一个从胸部到髂嵴的长软垫，使脚腹充分悬空，双膝盖各垫小头圈，足背部垫一软垫，保持体位的舒适，足趾不受压。臀部上约束带，固定身体。四头带固定双手。男婴手术，检查会阴部，防止外生殖器受压。

3. 注意事项

（1）根据婴幼儿身材大小，选择合适的体位垫尺寸，并提前将用物备好。

（2）体位垫应柔软、平滑、富于弹性，避免对皮肤刺激和压伤，尤其是肩胛、骶尾部。

（3）调整患儿体位时，注意保护各管道及麻醉插管通畅，避免脱出、扭曲或受压。

（4）俯卧位时，保证患儿腹部悬空，避免影响呼吸。

第七节 手术输液护理

婴幼儿补液原则：根据婴幼儿患者对水和电解质的需求，补液量应包括维持生理需要量、补充额外丧失量和累加丧失量。婴幼儿对水和电解质的每日需要量与成人有所不同，婴幼儿体内水分含量比较高，而年龄越小，比例就越高，如新生儿水分占体重的80%，而成人仅占60%。这些水分在婴幼儿又较多地分布在细胞外间隙，加上婴幼儿新陈代谢旺盛，水代谢也相当活跃，容易发生水代谢的紊乱。一些急症、创伤、感染及额外消耗的慢性疾病往往会造成患儿潜在性水及电解质的失衡。因此，对于每个小儿外科的患儿，均应有一个综合的评价，正确估计患儿对水和电解质的需要，然后制定补充计划。评估患儿的水及电解质失衡，要根据患儿的酸碱平衡的动态变化进行。要密切观察患儿的皮肤弹性、血压、脉搏、呼吸、体温、每小时尿量及尿比重等。掌握输液速度和输液量时，应比计算的量适当减少，以防止输液速度过快或过多造成水中毒，甚至危及患儿的生命。液体输入过量的危险较轻度脱水的危险要大得多。在输液中除注意补充水及电解质外，大量液体的输入往往会降低血浆蛋白的浓度，降低胶体渗透压。因此，应适当输入全血、血浆、血浆白蛋白或一些血浆代用品，以防止组织水肿。

（一）术前补液

急症手术前，水、电解质平衡紊乱程序因不同疾病和就诊时间的早晚而不相同，在实施补液以纠正水、电解质紊乱时，与内科的补液原则不尽相同，因为有些外科急症是不允许有更多的术前补液时间。术前有轻度水、电解质失衡，即由于饥饿、呕吐及体内的炎症所致的轻度脱水及酸中毒，此时术前补以10%葡萄糖液及生理盐水，以4:1混合总量20~30ml/kg，见尿补钾，总浓度0.15%~0.3%，一般可迅速纠正，然后进行外科手术。

严重创伤、灼伤或伴有失血性休克，首先应估计失血量，迅速以全血补充血容量，全血不足或在等待输血时，可以右旋糖酐或其他血浆代用品补充，一旦获得全血，应改用全血输注，补充量依失血量计算。①一般临床失血量在10%以内时，患儿机体可自行代偿，临床一般不表现失血的症状。此时应开放静脉，输入生理盐水，密切观察病情变化。②患儿失血量达到10%~20%时，临床上表现为口渴、躁动、心率快、脉压变小、血压轻度下降。这时应给补充全血10ml/kg，或等量补充血浆代用品，并以生理盐水维持输注。③患儿丧失血量达20%以上时，临床出现明显失血症状，应立即补充等量全血及生理盐水溶液10~20ml/kg，应于1小时内输完。因休克时血容量不足，细胞外液迅速向血管内扩散以补充血容量，故输液时应相应补充晶体。以上补充血容量的速度要快，但在补充的过程中应注意休克症状的改善情况以及颈静脉充盈情况，一旦休克改善，应及时调节输注速度，一般以7ml/（kg·h）为宜，以防速度过快导致急性左心衰竭、肺水肿的发生。

（二）术中输液

术前无水、电解质紊乱的患儿，如进行中小手术，术中失血量不多时一般不需要补液，但在婴幼儿，由于体表面积相对较大，及时小手术，也会有较多体液的散失，主要是不显性的水分蒸发。术中应补充10%葡萄糖液或5%~10%葡萄糖液，1/4生理盐水3~4ml/（kg·h）。

术前无水、电解质紊乱，但手术比较大，术中创面大，一部分细胞外液将进入创伤、暴露组织之中，造成额外丧失。加上机体的不显性失水，应当补充8~14ml/（kg·h），输液速度应减缓，因此时转移至创伤组织液体量已基本稳定。

术前水、电解质紊乱尚未完全纠正的，在补充以上液量时尚应补充适当液量，以便继续纠正水、电解质失衡。总的输液速度在2~3小时内可达10~15ml/（kg·h），以后可逐渐减少。

术中失血量等量补充全血，一般常用称重法来估计出血量。

（三）术后补液

术后补液依年龄及手术大小而有所不同。较大儿童术后抗利尿激素分泌过多，可发生一过性少尿或无尿，造成水钠的一过性潴留，某些麻醉药物可加重这一现象。水钠潴留必然引起细胞外液的扩张及稀释性低钠血症。另外术后常见钾和氯排泄量增多，有时钾的负平衡将加重业已存在的代谢性碱中毒。因此，在较大年龄的儿童，手术日和术后第 1 天内应将计划补充的生理需要量减半给予，以防加重水潴留。在补液中适当补充钾以纠正低钾。但在婴幼儿因无明显抗利尿期，可以按全量补给。

对于累积丧失量，可继续按照术前未能纠正的量继续补给。

对于额外丧失量，如有胃肠减压或腹部手术后伴麻痹性肠梗阻时，胃液中的 Na^+ 浓度多在 $40\sim80mmol/L$，Cl^- $90\sim140mmol/L$，K^+ $5\sim10mmol/L$，因此可根据这一数据综合评估额外丧失的电解质。额外丧失量可在术后第 1 天补液中先补给预计丧失量，到第 2 天以实际丧失量复核，多补的第 2 天扣除，少补的在预计丧失量中递加。在病情允许的情况下，应鼓励经口进食。

（王 亚 孔 娜 高 蕊）

第六章 婴幼儿常用的急救方法

第一节 婴幼儿窒息复苏

一、常见的原因

产前或产时影响母体与婴儿间血液循环和（或）气体交换的因素，均可引起胎儿缺氧而导致新生儿窒息。

1. 母亲因素 呼吸功能不全（严重肺部疾病、子痫、特发性癫痫）、严重贫血、血红蛋白携氧能力降低（一氧化碳中毒）、充血性心力衰竭、低血压、妊娠期高血压疾病、特发性高血压、慢性肾炎、糖尿病、高龄（＞35 岁）初产妇、过期妊娠（胎盘老化）等。

2. 脐带因素 脐带正常长度为 30～70cm，若脐带过长或过短易致脐带绕颈、绕体、打结、扭转或脱垂、牵拉和/或受压等，导致脐带血流受阻或中断。

3. 胎盘因素 胎盘功能不全、胎盘早剥、前置胎盘等。

4. 分娩因素 急产、滞产（第一产程＞24 小时或第二产程＞2 小时）、胎位异常、头盆不称、产力异常、难产处理不当等。

5. 胎儿、新生儿因素 宫内发育迟缓、早产、过期产、巨大儿、多胎、呼吸道梗阻、肺发育不全或先天性肺囊肿、宫内感染、宫内失血（胎－母输血或胎－胎输血）、严重贫血（同种免疫性溶血病、血红蛋白病）、先天性心脏病、心力衰竭、休克、颅内出血、中枢神经系统受药物抑制（产妇应用麻醉剂、镇痛剂、硫酸镁）等。

二、临床表现

1. 胎儿窒息 表现为胎动先增强，再逐渐减弱或消失；心率先增快即大于 160 次/分，以后则减慢即小于 100 次/分，最后胎心可停止；较重窒息者常排出胎粪，羊水呈黄绿色。由于低氧血症和高碳酸血症使胎儿呼吸中枢兴奋性增高引起真正的呼吸运动，可吸入羊水或胎粪污染的羊水。

2. 新生儿窒息 轻度窒息（青紫窒息）患儿皮肤青紫，呼吸浅，心音有力、心率常减慢，可增快，肌张力正常或增强，反射存在，脐血管充盈、有搏动。重度窒息（苍白窒息）患儿处于心源性休克状态，表现为皮肤苍白，四肢凉，呼吸微弱或无，心音弱、心率减慢或不规则，肌张力低下或消失，脐血管萎陷、无搏动。

三、诊断

新生儿窒息主要是根据临床表现进行诊断，并排除其他引起低 Apgar 评分的原因。Apgar 评分是诊断窒息和判断窒息严重程度的重要依据。

四、新生儿窒息复苏步骤

（一）复苏前的准备

1. 预测是否需要复苏 产科、新生儿科或儿科应密切协作，遇到高危妊娠或胎儿窘迫时，应及时通知新生儿科或儿科医生。产前应了解产妇围生期病史和胎儿情况，产科和儿科医生共同讨论母婴可能出现的特殊问题。有高危分娩时，产科医生及时通知新生儿科或儿科医生入产房或手术室，做好窒息复苏的准备。无高危因素的新生儿出生时有时也可发生窒息，故应做好经常性复苏准备。

2. 复苏器械、设备的准备

（1）物品准备 复苏的物品主要有：①辐射保暖台或加热器；②负压吸引球，或带负压表的电动吸引器；③一次性吸引管、胎粪吸引管、胃管；④氧气瓶或中心供氧源，氧气压力表和流量表；⑤复苏囊及大小型号的面罩；⑥气管插管用具，包括喉镜（带大小型号镜片）、各种内径的气管内导管；⑦听诊器；⑧脐血管导管及插管包；⑨消毒手套、注射器、针头、胶布、剪刀、棉签、棉球、75% 乙醇（酒精）、碘酒；⑩急救药物包括 1：10000 肾上腺素、5% 碳酸氢钠、10% 葡萄糖、生理盐水、注射用水、乳酸林格液、纳洛酮、多巴胺、多巴酚丁胺等。

（2）物品管理 复苏物品的管理应做到：①复苏器械经常保持齐备，并定点放置；②复苏器械应消毒无菌，保证性能完好，可随时取用；③复苏人员应了解复苏物品放置位置，并熟练掌握复苏器械和设备的结构、性能及使用方法。

（3）产房、手术室待产时的准备 主要包括：①将复苏器械按顺序排放在已预热的辐射保暖台旁；②对复苏器械迅速进行复检；③打包的消毒器械，包括一次性用品，应预先打开备用；④抢救药物应预先吸好。

（4）复苏人员的准备 包括以下内容。①人员培训：产科、新生儿科或儿科、麻醉科的医生、助产士、手术室护士，都必须经过复苏培训，掌握复苏知识和技术后才能上岗工作。②每次分娩都应至少有一名全面掌握复苏技术医护人员在场，其职责是照料新生儿。③高危分娩应有复苏小组在场，包括产科、新生儿科或儿科医生、助产士、护士或麻醉师，每个成员都应有明确的分工，每个成员均应具备熟练的复苏技术。④多胎分娩时，每个婴儿都应有一套复苏器械和一组复苏人员。

（二）复苏流程

1. 快速评估

出生后立即用几秒钟的时间快速评估以下指标。

（1）羊水是否清亮。

（2）是否有哭声或呼吸。

（3）肌张力是否好。

（4）肤色是否红润。

（5）是否足月妊娠。

如上述五项全都正常，新生儿只需常规保暖，防止失热，吸净口咽鼻中黏液，擦干身体上的羊水等常规护理处理。如其中任何一项为"否"，则应在常规护理基础上进行以下初步复苏处理。

2. 初步复苏处理

（1）注意保暖，防止失热窒息 新生儿已处于缺氧和酸中毒的情况下，体温调节不稳定，若不注意保暖易使患儿体温降低、代谢率和需氧量增高，加重代谢性酸中毒，从而增加新生儿复苏的难度。因而，保暖和防止失热极为重要。通常将新生儿置于预热的辐射保暖台上，或因地制宜采取保暖措施，如用预热的毯子裹住新生儿以减少热量散失。但也要避免过高温，以免抑制呼吸和加重脑损伤。

（2）摆好体位，吸净气道 为保持气道开放及方便复苏处理，婴儿应取仰卧位或侧卧位，头部略低于躯体，有利于引流。颈部保持轻度仰伸位（鼻吸气位），但应避免过度伸展或屈曲。也可将一软棉布卷垫在婴儿肩下，使肩部提高2~3cm，则更有助于保持最佳复苏体位。保持呼吸道通畅是新生儿复苏至关重要的一步，必须争取在新生儿第一口呼吸前吸净呼吸道黏液。因此，在胎儿头部娩出后不应急于娩肩，而是随手在头颈和鼻背间适当用力向口部挤捏，将口鼻内的黏液挤出；也可立即用吸球或吸引管吸净口、咽喉、鼻内的黏液。由于吸引的动作对婴儿在一定程度上提供了触觉刺激，而吸引鼻腔时比吸引口腔更容易激发呼吸，易造成口腔、咽部的黏液在羊水清理之前被吸入肺内，故应先吸口腔、咽部，后吸鼻腔。当胎儿全身娩出后，用吸球或吸引管（8F或10F）先吸口咽、后吸鼻腔黏液，吸引时应边吸边推，并左右转动，每次吸引时间不要超过10秒，避免在同一部位过久吸引导致黏膜损伤。吸引的负压和插入深度也应适当，吸引器的负压一般不超过100mmHg（1mmHg=0.133kPa），过度用力吸引或插入过深至咽后壁可能引起喉痉挛或刺激迷走神经致心率减慢及呼吸暂停。当羊水有胎粪污染时，无论胎粪是稀或稠，胎头一旦娩出，先吸引口、咽、鼻，可用大孔吸引管（12F 或 14F）或吸球吸引胎粪。接着评估新生儿有无活力，若呼吸规则或哭声响亮、肌张力好及心率大于 100 次/分，则说明新生儿有活力；反之则无活力。新生儿有活力时，继续初步复苏处理；如无活力，则立即用新生儿喉镜暴露声门，用一次性胎粪吸引管直接连接气管导管进行吸引，边吸引气管内的胎粪，边慢慢退出气管导管。

（3）擦干全身，诱发呼吸　快速擦干全身的羊水，然后采用触觉刺激诱发新生儿呼吸。其实胎儿娩出后对其口、咽、鼻黏液的吸引和擦干身体上的羊水本身就是一种触觉刺激，对许多正常婴儿或轻度窒息婴儿已能恢复或建立呼吸。但在重度窒息婴儿上述方法仍不能激发呼吸，则应给予附加的触觉刺激，以建立自主呼吸。常用的触觉刺激方法有：①拍打足底：接生人员用左手固定好婴儿小腿，右手指轻拍足底，或以中指弹婴儿足底。②摩擦背部：婴儿取仰卧位，接生人员左手从背部轻轻将肩部抬起，右手在腰背部沿身体长轴快速、轻柔地摩擦皮肤。在给予触觉刺激时应注意，触觉刺激不能超过 2 次，经 2 次触觉刺激或 30 秒后，婴儿仍不能出现自主呼吸，可能为继发性呼吸暂停，应立即应用面罩和复苏气囊给予正压通气。

（4）给氧　产后婴儿已稳定，心率 >100 次/分，但仍表现持续中枢性青紫，可给予高浓度氧气（>80%）治疗。当婴儿皮肤转为粉红色后，逐渐降低氧浓度，直至呼吸空气肤色仍红润后停氧。给氧方法主要有：①导管法：吸入氧浓度由固定的输氧管末端与婴儿鼻部距离及氧流量来调节。氧流量以控制在 5L/分为宜。输氧管末端离鼻孔距离越小，吸入氧浓度越大。当氧流量在 5L/分时，输氧管末端离鼻孔距离为 1cm、2cm 或 4cm 时氧浓度分别达 80%、60% 和 40%。②面罩法：吸入氧浓度受面罩边缘空隙大小的影响，当空隙较小时，吸入氧浓度可 60%～80%，而空隙较大时仅 40%。给氧时应适当加热和湿化，使氧气加温到 31～33℃，湿度为 60% 为宜。同时应监护吸入氧浓度和动脉血氧分压，防止氧中毒，对早产儿、低出生体重儿尤应注意。

3. 复苏囊面罩正压人工呼吸

（1）应用指征　①新生儿经过清理呼吸道及触觉刺激等初步复苏处理后，仍无自主呼吸；②虽有自主呼吸但不充分，呈抽泣样呼吸，心率仍 <100 次/分；③存在持续的中心性青紫。凡有上述指征之一者，均应立即应用复苏囊面罩正压人工呼吸，以建立和改善呼吸。

（2）复苏囊面罩使用方法　操作立于新生儿头侧或左右一侧，便于操作和观察胸廓运动，也不影响其他人员做心率检测、心脏按压或给药。操作时应选择适当大小的面罩，正好封住口鼻，但不能盖住眼睛或超过下颌，以面罩与面部形成密封为宜。可采用 90%～100% 的高浓度氧气。所需送气压力随新生儿大小、肺部情况及是否出现过呼吸等而异。一般生后头几次呼吸需要压力较高，达 30～40cmH$_2$O。一旦肺部充分扩张，随后的通气压力可减少到 15～20cmH$_2$O。通气频率一般为 40～60 次/分，在胸外按压时为 30 次/分。由于正常呼吸的吸气主动有力而短促，约占整个呼吸周期的 1/3，而呼气是被动无力而费时较长，约占整个呼吸周期的 2/3，故每次挤压复苏囊的时间为 1/3、放松时间为 2/3。面罩复苏囊正压人工呼吸是否有效，可通过观察新生儿胸廓起伏、肤色、呼吸音及心率等来判断。面罩复苏囊正压人工呼吸时，婴儿胸廓有起伏，肤色转红润，出现自主呼吸，两肺呼吸音匀称，心率增快，说明通气有效。若正压人工呼吸达不到有效通气，则应检查面罩和面部之间是否密闭，是否有气道阻塞，或复苏囊是否漏气等。

（3）停用指征　在给予面罩复苏囊正压人工呼吸 30 秒后，若婴儿肤色转红润且有自主呼吸，心率大于 100 次/分，可停止正压人工呼吸，给予触觉刺激使其强化自主呼吸。对于无自主呼吸的患儿，则需继续正压人工呼吸。若心率在 60～100 次/分并有增快趋势，也应继续复苏囊面罩正压人工呼吸；若心率无增快趋势，宜改用气管插管人工呼吸。若心率少于 60 次/分，则应在气管插管人工呼吸基础上立即进行胸外心脏按压。

（4）注意事项　放置面罩时不可压到眼睛，以防损伤。切忌过度用力，以免导致面部青肿或头颅变形。

4. 喉镜下经口气管插管

（1）气管插管指征　包括：①羊水胎粪污染且新生儿无活力；②气囊面罩人工呼吸效果不佳或需要延长时；③施行胸外心脏按压时；④经气管注入药物时；⑤特殊指征：极低出生体重儿或怀疑先天性膈疝者。

（2）器械物品的准备　进行气管插管必需的器械物品应存放在一起，在产房、手术室、新生儿室和急救室应随时备用。气管插管所需器械物品如下：①新生儿喉镜：喉镜由喉镜柄及镜片组成，后者有直镜片和弯镜片之分，新生儿常用直镜片；0 号供早产儿用，1 号供足月儿用。②气管内导管：有各种型号的气管内导管（内径为 2.0mm、2.5mm、3.0mm、3.5mm、4.0mm），可根据患儿体重选择。③新生儿复苏囊、面罩及氧气源。④气管内吸痰管及负压吸引器。⑤听诊器、剪刀、胶布及皮肤保护剂复方安息香酊等。

（3）经口气管插管方法　操作步骤：①用负压吸引器清理口、鼻及咽部分泌物。②置患儿于仰卧位，头呈正中位置，颈呈轻微伸展状态。肩下或颈后部可用棉布卷垫高 2～3cm，以保持气道平直。③术者立于患儿头侧，左手拇指、中指及示指持喉镜柄，将镜片从口腔右侧插入，通过舌及硬腭间沿中线向前插入，使镜片尖置于会厌谷处，然后左手轻轻上提喉镜使会厌贴于镜片下面，声门即暴露。如声门暴露不完全，可用左手小指或请助手按压环状软骨，有助于暴露声门。④右手持气管内导管从喉镜右侧经声门插入气管，导管尖端插入声门的深度为2cm（导管前端约2cm处有一黑线标志），此位置为导管尖端在声带与气管分叉之间。导管尖端到嘴唇的长度可按体重推算，即体重1、2、3、4kg患儿分别为6、7、8、9cm。⑤抽出喉镜，用手固定导管，接复苏囊加压通气，若皮肤颜色转红，两侧胸廓起伏一致，听诊时两侧呼吸音相等，心率回升，说明插管位置正确。

（4）胎粪吸引管的使用　对于羊水有胎粪污染，且新生儿出生时无活力，即为气管内吸引的指征，可用胎粪吸引管直接连接气管导管吸引。当完成气管插管后，用右手示指将气管导管固定在新生儿上腭；将胎粪吸引管与气管导管连接，左手示指按压胎粪吸引管的手控口使其产生负压，边退导管边吸引气管内的胎粪，3～5秒将气管导管撤出，必要时可重复插管再吸引。

（5）注意事项　在气管插管时应注意以下几点：①根据患儿体重选择合适的气管内导管及气管内吸痰管。②整个操作要求在20秒内完成，若在20秒内还未完成插管，或患儿出现青紫、心率减慢及血氧饱和度下降，应停止插管。采用复苏囊面罩加压通气使患儿缺氧状态改善后，再重新插管。③气管插管后必须先行气管内吸引，再加压给氧。④插管失败（包括导管插入食道或插管过深等），应根据症状及时纠正。

5. 胸外心脏按压　是新生儿窒息复苏的常用技术之一，当重度窒息缺氧伴有心率明显减慢或停搏，心脏不能维持生命所需的最低循环血量时，应立即行胸外心脏按压术。

（1）胸外心脏按压的指征　在新生儿窒息复苏时应用纯氧正压呼吸30秒，心率仍<60次/分，或心脏停搏，均应立即进行胸外心脏按压。通常在正压人工呼吸同时须进行胸外心脏按压。

（2）操作方法　按压心脏在正压人工呼吸的基础上进行，体位不变。操作者可立于患儿右侧，只要便于操作而又不干扰人工呼吸即可。胸外心脏按压的部位为胸骨下1/3处，即两乳头连线的下方，但不可按压剑突，以免损伤肝脏。

6. 药物治疗　大部分窒息婴儿在及时清理呼吸道后，应用纯氧进行有效的正压呼吸即可得到良好的疗效。某些重症患儿需配合心脏按压恢复循环。仅在正压通气和心脏按压无效的少数患儿，才考虑加用药物治疗。

（1）药物治疗的目的与应用指征　药物治疗的目的是兴奋心脏功能，增加组织灌注，恢复酸碱平衡和消除孕母分娩前4小时所用麻醉剂等对婴儿呼吸中枢的抑制。用药指征：①对于娩出前有胎心、出生时已无心搏者，需在气管插管、胸外心脏按压的同时立即给药。②重度窒息虽经正压给氧和胸外心脏按压30秒，但心率仍<60次/分者。③临床和血气分析证实存在严重代谢性酸中毒或发绀、周围循环不改善、心音低钝或处于休克状态者。④急性出血有低血容量改变者。⑤母亲在分娩前4小时内使用过麻醉剂，新生儿出生时经气囊面罩正压人工呼吸后，循环、心率、肤色好转，但呼吸仍抑制者。

（2）给药途径　包括脐静脉、气管内注入、末梢静脉及心内注射，其中脐静脉穿刺或插入导管较容易，给药方便，是产房内窒息复苏首选的给药途径。某些药物可直接经气管内插管注入支气管"树"内，药物在肺内扩散与吸收较快。若已行气管插管，则肾上腺素、钠洛酮等药物也可由气管内注入。末梢静脉是临床给药的主要途径，但在窒息复苏时，建立末梢静脉通道没有脐静脉途径方便、迅速。由于心内注射有损害心肌等多种合并症，目前已基本放弃，一般不宜使用。

（3）常用药物　①肾上腺素：能兴奋α、β受体，具有使心率增快、心肌收缩力增强、心输出量增加和血压升高的作用。已用纯氧正压通气和心脏按压30秒以上，婴儿心率<60次/分，或心率为零，可给予1:10000肾上腺素溶液0.1~0.3ml/kg，快速静注或气管内注入。心率应≥100次/分。如心率仍<100次/分，应根据病情做相应处理，如需要时隔3~5分可重复给予肾上腺素1次；出现急性失血所致的低血容量表现，应加用扩容剂；存在代谢性酸中毒时，应给予碳酸氢钠纠酸。1:1000的肾上腺素因浓度大、剂量大可能会导致新生儿血压升高和颅内出血的危险，新生儿一般不用。②扩容剂：在复苏过程中或复苏后，婴儿有急性失血的病史或出现低血容量的临床表现，如皮肤苍白、脉搏减弱、反应低下、血压降低及血红蛋白减低等，应给予扩容治疗。可选择等渗晶体溶液，如生理盐水或乳酸林格液。大量失血者需要补充与患儿交叉配血阴性的同型血或Rh阴性的O型血红细胞。首次剂量为每次10ml/kg，5~10分钟内静脉注射。若低血容量表现恢复后又出现，可反复输注扩容剂；若给予扩容剂后无效，应考虑是否伴有代谢性酸中毒，在改善通气的条件下可给予碳酸氢钠治疗；若血压持续低下，应给予多巴胺等血管活性药物改善循环功能。③碳酸氢钠：新生儿窒息可伴有不同程度的代谢性酸中毒和呼吸性酸中毒，可损害机体重要器官的功能，影响复苏效果。在一般的心肺复苏过程中不鼓励使用碳酸氢钠，但在其他治疗无反应或存在严重代谢性酸中毒时可使用。若患儿有严重代谢性酸中毒的临床表现或血气改变，在建立有效通气的基础上，如已有自主呼吸或已行气管插管进行正压呼吸时，可给予5%碳酸氢钠3.3ml/kg，加等量5%葡萄糖溶液或注射用水稀释后缓慢静注（>5分钟）。再次使用碳酸氢钠治疗持续代谢性酸中毒或高钾血症时应根据动脉血气或血清电解质浓度测定而定。④纳洛酮：为半合成的吗啡类受体拮抗剂，可阻断吗啡样物质与受体的结合，拮抗所有吗啡类麻醉剂的呼吸抑制、缩瞳、胆总管痉挛及致幻等作用。若孕母在分娩前 4 小时内应用过麻醉剂，婴儿出生时经正压人工呼吸使心率和肤色恢复正常后，出现严重呼吸抑制，可给予纳洛酮治疗。剂量为每次 0.1ml/kg（体重），可快速静脉注射或气管内注入，如循环灌流良好时可肌内或皮下注射，但起效慢。由于麻醉剂药效时间比纳洛酮长，给药后应密切观察心率与呼吸，如呼吸抑制再出现，可重复应用。母亲疑似吸毒者或持续使用镇静剂美沙酮的新生儿不可用纳洛酮，否则会导致新生儿严重惊厥。

（三）早产儿的特殊处理

1. 早产儿皮下脂肪少，而与其体重相比体表面积相对较大，应加强对早产儿的体温管理。窒息复苏后，应将早产儿置于合适的中性温度的暖箱保暖，维持体温在正常范围。

2. 对 1500g 以下的极低出生体重儿，尤其是 1000g 以下的超低出生体重儿，由于缺乏肺表面活性物质可发生呼吸窘迫综合征。因此，出生后可在产房进行气管插管注入肺表面活性物质，以预防早产儿呼吸窘迫综合征。

3. 早产儿的大脑发育不成熟，存在脆弱的生发层基质，在缺氧或血压波动情况下容易发生颅内出血，因此，心肺复苏时应注意操作要轻柔，也要避免快速注射大量扩容剂或高渗溶液。

4. 围生期窒息早产儿易发生坏死性小肠结肠炎，应密切观察，适当喂养。

5. 早产儿对高动脉氧分压非常敏感，易造成氧毒性损伤，故应规范用氧，对血气或经皮氧饱和度进行动态监测，并定时检查眼底。

（四）复苏后的护理

1. 监护　复苏后的新生儿应在新生儿重症监护室（NICU）继续监护，密切观察 1~3 天，观察内容包括如下。

（1）生命体征　呼吸、心率、血压等。

（2）观察皮肤颜色　如有发绀应仔细查找原因。

（3）监测体温　每 4~6 小时查 1 次肛温及环境温度。

（4）观察重要脏器的症状、体征　如心、肺、脑、肾、胃肠道等。

（5）实验室检查　血气、血红蛋白、血细胞比容、血糖、电解质及肾功能等。

（6）必要时摄 X 线片、做头颅 B 超等。

2. 加强保暖、护理

（1）置患儿于暖箱或辐射保暖台上保暖，保持核心温度。

（2）加强呼吸管理，及时清理呼吸道分泌物。

（3）保证营养供应如无并发症应在半小时内吸吮母亲乳头，尽早开奶。有并发症者可延迟开奶。6 小时内不能胃肠喂养时，应静脉补充葡萄糖溶液 60ml/（kg·d），速度为 6~8mg/（kg·min）。

3. 早期发现和治疗并发症

4. 预防与治疗感染　对复苏时给予气管插管及正压通气给氧抢救的患儿，疑有感染可能者；羊水浑浊或胎粪污染者；孕母胎膜早破或有感染性疾病者，应给予抗生素预防和治疗感染。

5. 复苏后的转运　窒息复苏后婴儿应根据其病情，转运至本院新生儿科监护、治疗。若有严重并发症，应转运至有条件的上级医院抢救。

（1）院内转运　负责医生立即与儿科或新生儿科医生联系，并介绍病情。由产房或手术室转运到儿科或新生儿科途中应注意保暖，密切观察呼吸、心率、皮肤颜色变化，并准备必要的急救药品和器械，以备及时抢救。

（2）院外转运　负责医生立即与上级医院 NICU 联系，介绍患儿病情。在转运前进行初步处理，稳定病情。转运车内应备有急救药品和设备，转运中由 NICU 医护人员护送，加强保暖，密切监护生命体征，观察病情变化，发现异常及时处理。

第二节　胸外心脏按压术

胸外心脏按压术（ETCM）是新生儿临床常用的复苏技术之一，通过向脊柱方向挤压胸骨，使心脏内血液被动排出，可维持正常每搏量的30%~40%，以期恢复心脏自主节律。因各种病因引起患儿心率缓慢或心脏停搏，不能维持生命所需的最低循环血量，应立即进行胸外心脏按压。

一、指征

应用纯氧正压呼吸 30 秒，但心率仍小于 60 次/分，在正压人工呼吸同时须进行胸外心脏按压或心脏停搏，均可立即进行胸外心脏按压。

二、作用机制

1. 心泵机制　按压胸部时，胸骨受压下陷，左右心室受胸骨和脊柱挤压，血液由心脏泵入动脉；停止按压时，静脉血由上、下腔静脉进入心脏。这种压迫心脏、促进血液循环的过程，称为心泵机制。它可提供20%人工循环动力。

2. 胸泵机制　按压胸部时，胸骨下陷，胸膜腔内压力升高，肺循环血液被引出，经左心系统流向体循环；停止按压时，胸膜腔内压力降低，腔静脉血液回流至右心，并流向肺循环。这种使胸膜腔内压力增加，促进血液循环的过程，称为胸泵机制。它可提供80%人工循环动力。

三、操作方法

（一）体位

按压心脏是在正压人工呼吸的基础上进行，体位不变。操作者可立于患儿右侧，只要便于操作而又不干扰人工呼吸即可。

（二）按压方法

胸外心脏按压的部位为胸骨下1/3处，即两乳头连线的下方，但不可按压剑突。以免损伤肝脏。

新生儿胸外心脏按压的方法主要有两种。

1. 双指按压法 应用一手的中指和示指两个指尖与胸骨垂直按压胸骨，放松时手指不要离开胸壁。

2. 拇指按压法 双手环抱婴儿胸部，双拇指并排或重叠放置在患儿胸壁按压胸骨，其他手指放在身后。

新生儿按压时应保证按压者手指放在正确的按压位置，胸骨下陷的深度约为前后胸直径的1/3，使胸骨下陷 1 ~ 2cm。然后放松、去除压力，使心脏重新充盈。按压频率应接近正常新生儿心率，一般为 90 次/分。

婴幼儿按压时，用掌根按压正确的位置，使胸骨下陷 2 ~ 3cm，按压时肘关节要伸直，利用肩臂肌肉的力量有节奏朝脊柱方向按压。

四、注意事项

1. 在心脏按压的所有时间，即加压相和放松相时，术者手指都不能离开胸骨按压处。

2. 应保持恒定的按压深度和频率。

3. 心脏按压必须与正压呼吸同时进行，每分钟胸部按压 90 次，正压通气 30 次，即 3 次胸部按压，进行正压呼吸 1 次，规律进行。

4. 在自主心律尚未恢复以前，如因气管插管、心内注射等原因必须暂停心脏按压时，暂停心脏按压时间切勿超过 15 秒。

五、并发症

1. 肋骨骨折 在进行胸外心脏按压时用力过大或过于粗暴，可导致肋骨骨折而引起出血，或损伤肺部、胸膜而出现气胸。

2. 肝撕裂伤 胸骨下端为剑突，位于肝脏前方，如按压剑突可引起肝撕裂伤。因此，进行心脏按压时一定要注意正确的按压部位。

六、监护效果及处理措施

在应用 100% 纯氧正压呼吸期间，只要心率 <60 次/分，均应给予心脏按压，并可反复进行。在心脏按压期间定时检查心率，若婴儿对心脏按压反应良好，应每隔 30 秒检测一次，直至心率 >60 次/分，可停止心脏按压，但需以更快的节律（40~60 次/分）继续正压呼吸，直至心率 >100 次/分，恢复自主呼吸。若心率 <60 次/分，说明心脏不能提供必需的循环血量，需进行正压呼吸与心脏按压，并给予气管插管和药物复苏，直至心率 >60 次/分，或确认不可能救活为止。

七、心肺复苏后的护理

1. 注意保暖，保持体温稳定。
2. 保持呼吸道通畅，持续吸氧。
3. 建立静脉通道。

（王思亮 陈丹丹 沙笑伊）

第七章 婴幼儿手术常用仪器设备

第一节 电动手术床操作

电动手术床以电动液压为动力，由控制开关、调速阀和电磁阀组成主体的控制结构，通过电动液压齿轮泵提供液压动力源，控制各个方向液压油缸的往复运动，并通过遥控器按键控制手术床进行各种位置的变换，如升降、左右倾、前后倾、腰背部升降、移动固定等功能，摆放各种手术体位，满足不同手术要求。手术床面一般可分为头板、背板、坐板和腿板等；一般配备有遥控器、电源线、头架、支臂板、麻醉杆、前后挡板、腿架、夹头等，以协助体位调整；其板、架等都配有专门的海绵垫，以保证患儿的舒适，满足手术需求；配备不同的约束带，以保护患儿术中避免从手术床上坠落（图7-1-1）。

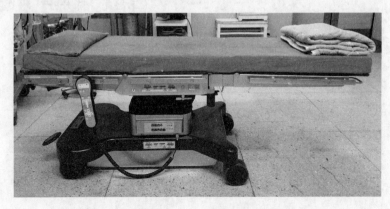

图7-1-1 电动手术床

一、操作目的及应用范围

手术床的基本作用是调整手术体位，暴露手术野，使手术顺利进行。手术室常用的体位有5大类，依次为仰卧位、俯卧位、侧卧位、截石位和坐位。电动手术床适用于头颈部、胸腹部、四肢、泌尿和五官等各部位手术，符合人体解剖学特点及医疗护理的需要。

二、操作步骤

1. 操作准备

（1）着装整洁规范，符合手术室要求，洗手戴口罩。

（2）用物准备 电动手术床及其相关配件。

2. 操作方法

（1）评估手术床的完好性、安全性，电源、遥控器是否处于正常备用状态，按下遥控器面板上的电源开关，进入操作准备阶段。

（2）正确启动与释放底座刹车，固定手术床。

（3）手术床使用前一般在最低位置，手术床较窄，患儿置于手术床后护士切勿离开，防止发生坠床风险。

（4）根据手术和麻醉要求摆放体位，观察患儿体位是否符合要求，并妥善固定。

三、注意事项

1. 防止意外伤害。

2. 遥控器应挂在手术床侧面导轨上，其线路应避免夹伤、压伤，防止线路损坏。

3. 勿放重物于电源线上或让推车压过电源线。

4. 勿让患儿坐于手术床的头板、支臂板或腿板上。

5. 勿将物品、配件或重物放于手术床底座的外盖上。

6. 勿使用清洁剂和清水喷洒或冲洗底座，防止内部的电气控制系统短路损坏、零部件生锈或故障。

7. 合理摆放手术体位，提前做好应对工作，如体位垫的使用、重要关节的保护，不可过分牵引。

四、设备维护与保养

1. 购买手术床时尽量统一品牌，以减少使用和管理的混乱。同时配件也可通用，避免重复配置，浪费资源。

2. 做好配件管理，不使用时应有序地放置在专用架上，定期检查，以防遗失和损坏。

3. 掌握电动手术床的正确使用方法及不同零部件的用途及安装方法。

4. 定期检查电动手术床的功能。由专业人员做好保养工作，确保手术需要。电动手术床需每周充电一次，每次 12 小时，以方便术中使用。

5. 每半年进行一次手术床的彻底维护与保养。

（李　玮　沈正礼）

第二节　手术无影灯操作

手术无影灯（图 7 - 2 - 1）是手术室重要的医疗设备之一，手术无影灯一般由单个或多个灯头组成，系定在悬臂上，能做垂直或旋转移动。悬臂通常连接在固定的结合器上，并可围绕其旋转。手术无影灯采用可以消毒灭菌的手柄做灵活定位，并具有自动刹车和停止功能以操纵其定位，使手术无影灯能在手术部位的上方和周围，保持适合的空间。灯头提供了非常大的照明表面积，遮挡物所造成的阴影可以轻而易举地从周边照明得到补偿，从而达到最好、最理想的阴影控制，帮助医生清晰地分辨病灶组织，顺利地完成手术。

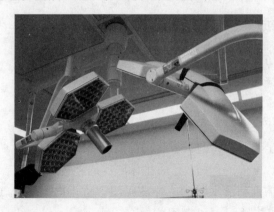

图 7 - 2 - 1　手术无影灯

一、操作目的及应用范围

手术无影灯用于照明手术部位，以最佳地观察处于切口和体腔中不同深度的小的、对比度低的物体。由于实施手术者的头、手和器械均可能对手术部位造成干扰阴影，因而手术无影灯就应设计得能够尽量消除阴影，并能将色彩失真降到最低程度。此外，手术无影灯还需能长时间地持续工作而不散发出过量的热，因为过热不仅会使手术者不适，也会使处于外科手术区域中的组织干燥。

二、操作步骤

1. 操作准备

（1）着装整洁规范，符合手术室要求，洗手戴口罩。

（2）用物准备　手术无影灯。

2. 操作方法　现代手术无影灯操作简便，术中对准手术部位，根据手术要求调整亮度。

三、注意事项

1. 手术无影灯应固定在功能位，保持平衡，禁止倒置。

2. 经常检查手术无影灯螺丝是否松动，防止发生坠落。

3. 调节手术无影灯亮度时应由弱到强，禁止一次性开到最大档位，容易损伤灯泡；关闭时则相反。

4. 手术结束应将手术无影灯亮度调到最弱，再关闭电源开关。

5. 手术无影灯必须保持清洁，防止移动时积尘掉入手术部位，移动时避免与其他仪器碰撞。

6. 使用后的调节灯柄根据材质消毒灭菌待用。

四、设备维护与保养

1. 由专业人员维修手术无影灯。如有灯泡不亮及时请专业人员更换。非专业人员勿随意拆卸手术无影灯或控制电路。

2. 手术无影灯应保持清洁，经常擦拭，避免使用含氯溶液或乙醇、汽油等有机溶剂。

3. 每月检查备用电源系统（电池）是否正常。

4. 灯泡寿命平均 1000 小时。

5. 每半年进行一次手术无影灯的彻底维护与保养。

（熊　岩　沈正礼）

第三节　高频电刀操作

高频电刀（高频手术器）是一种取代机械手术刀进行组织切割的电外科器械设备。利用 300～500Hz 高频电流释放的热能和放电对组织进行切割、止血。利用刀笔尖端部位对所接触的组织产生瞬间烧灼现象，以达到电切或电凝的效果。电流在电刀的刀尖形成高温、热能和放电，使接触的组织快速脱水、分解、蒸发、血液凝固，实现分解组织和凝血作用，达到切割、止血的目的。高频电刀主要有两种工作模式：单极和双极（图 7-3-1）。

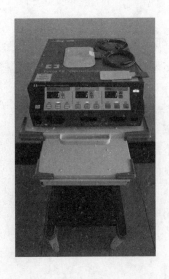

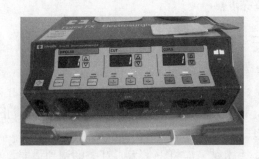

图 7 - 3 - 1　高频电刀

一、单极电刀

（一）操作目的及应用范围

适用于所有外科和皮肤科以及牙科等各方面手术。

（二）操作步骤

1. 操作准备

（1）着装整洁规范，符合手术室要求，洗手戴口罩。

（2）用物准备　高频电刀主机、负极板、单极电刀笔。

2. 操作方法

（1）连接电源线、负极板线路。

（2）接通电源，开机自检，根据说明书和手术选择合适的输出功率。

（3）电刀负极板粘性端贴于患儿肌肉丰富的合适部位，另一端插头插在电刀上负极板插孔中。

（4）连接电刀笔及机器，开机自检，显示负极板安装正确无报警指示后，调节输出功率。

（5）使用完毕，应先关闭主机开关，再拔下电刀线，揭除负极板，检查负极板下皮肤，将线路盘好备用，做好记录。

（三）注意事项

1. 选择合适的负极板。为避免在电流离开患儿返回高频电刀时继续对组织加热以致灼伤患儿，负极板必须具有相对大的和患儿相接触的面积，以提供低阻抗和低电流密度的通道。

2. 负极板安放位置正确，易于观察的部位、平坦肌肉区、血管丰富区、剔除毛发的清洁干燥皮肤；负极板距 ECG 电极 15cm 以上；尽量接近手术切口部位（但不小于 15cm），以减小电流环路。还应避免电流环路中通过金属植入物、起搏器、心电图电极等（图 7-3-2）。

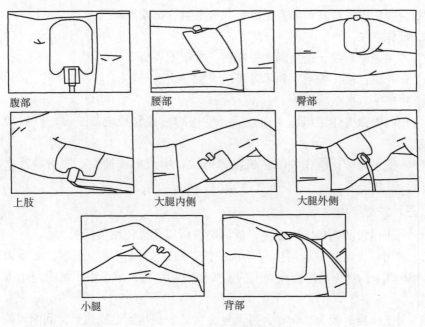

图 7-3-2　负极板安放位置

3. 一次性负极板需保持平整，禁止切割和折叠，防止局部电流过高或漏电。负极板要一次性使用，防止交叉感染和影响性能。

4. 手术室中不得有易燃易爆的气体、液体或其他物质，因为高频电刀手术中会产生火花、弧光，易燃易爆物遇火花、弧光会发生燃烧或爆炸。

5. 植入心脏起搏器的患儿禁止使用高频单极电刀。

二、双极电刀

（一）操作目的及应用范围

双极电刀是一种电子式射频电流发生器，双极镊与组织接触良好，电流在双极镊的两极之间经过，其深部凝结呈放射状传播。相关组织变成浅棕色小焦痂，不会形成明显的电弧。在干燥或潮湿的术野中均能取得良好的电凝效果。双极电刀基本无切割功能，主要是凝血功能，对周围组织影响较小。主要应用于神经外科、颌面外科、整形外科、骨科的脊椎或脊髓手术、耳鼻喉等精细组织和部位的手术，也适用于植入心脏起搏器的患者。

（二）操作步骤

1. 操作准备

（1）着装整洁规范，符合手术室要求，洗手戴口罩。

（2）用物准备　高频电刀主机、双极电凝、脚踏控制板。

2. 操作方法

（1）接通电源线，连接脚踏控制板，放于术者脚下。

（2）开机自检，按手术和术者需求设置输出功率。

（3）连接双极电凝插头。

（4）双极镊夹住组织或出血点后，使用脚踏控制板电凝止血，然后松开脚踏控制板。

（5）使用完毕，应先关闭主机电源开关，再拔电源插头。使用后将线路盘好备用，做好记录。

（三）注意事项

1. 由于电极的两极之间已经形成回路，所以无需使用负极板。

2. 使用双极镊时不断用生理盐水冲洗，目的是保持组织潮润、无张力；保持手术野洁净，避免高温影响周围的重要组织和结构；减少组织结痂与电凝镊的黏附。

3. 每次电凝时间为 0.5 秒，可重复多次，直到达到电凝效果，间断电凝比连续电凝更能有效地防止镊子与组织或焦痂的连接，避免损伤。

4. 及时清除双极镊上的结痂，用湿纱布或专用无损伤布擦除双极镊上的焦痂，不可用锐器刮除，否则会损伤镊尖的银铜合金。

5. 镊子的两尖端应保持一定距离，不可相互接触而形成电流短路，失去电凝作用。

6. 在重要组织结构（如脑干、下丘脑等）附近电凝时，电凝输出功率要尽量小。

7. 脚踏控制板在使用前应套上防水保护套，防止术中的血液及冲洗液弄湿脚踏控制板而难以清洁，或导致电路故障和短路。

8. 双极镊尖精细，在使用、清洁、放置时要注意保护镊尖，勿与其他重物一同存放。

（四）设备维护与保养

1. 做好日常维护与保养，出现问题及时请专业人员处理。

2. 切忌盲目增大电刀的输出功率，以刚好保证手术效果为限。

3. 手控开关和脚踏控制板最好为密封型，防止液体进入开关使电刀误动作灼伤有关人员。

4. 机器内部应进行防潮处理，保证仪器的绝缘性和隔离性。

5. 每半年进行一次高频电刀的彻底维护与保养。

（郝雪梅 沈正礼）

第四节 自体血液回收机操作

自体血液回收机（图7-4-1）是专门设计制造的用于解决血液资源紧张和避免因输入异体血而对患者身体健康产生危害的新型医疗仪器。该机器主要是利用现代化的医学成果和高科技手段，把患者手术中的失血收集起来，进行过滤、分离、清洗、净化后再会输给患者。可用于出血在400ml以上的各种大手术，被严重污染的血液及败血症禁忌使用。

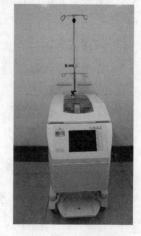

图7-4-1 自体血液回收机

一、操作目的及应用范围

自体血液回收机的工作原理是将手术中的失血通过机械回收经离心杯分离、清洗、处理后进行自体血液回输的过程。适用于大出血患者的抢救、手术中无污染的引流液中的血液回收等。对手术中出血多、血小板和凝血因子消耗破坏严重的手术，可在麻醉后手术前分离提取血小板，术后再回输给患者，以减少血小板损耗，防止术后渗血。

二、操作步骤

1. 操作准备

（1）着装整洁规范，符合手术室要求，洗手戴口罩。

（2）用物准备 自体血液回收机、一次性血液耗材、生理盐水、肝素钠注射液，10ml注射器，配好抗凝液（肝素盐水：500ml生理盐水加入12500U/支的肝素4支）。

2. 操作方法

（1）操作前检查自体血液回收机，保持性能良好。

（2）接通电源，检查仪器。

（3）安装一次性耗材。

（4）连接台上的吸引管接通抗凝液和储血罐，接好清洗用生理盐水，检查负压是否正常，设定仪器数据即可按照进血、清洗、排空的步骤进行工作。打开回输袋上小盖，插入输血器，即可为患者回输清洗过的红细胞。

（5）手术结束后拆除耗材。

（6）清洁仪器后关机待用。

三、注意事项

1. 在回收、清洗和回输时，注意报警装置及冲洗生理盐水是否充足。

2. 在术中回输时，按照静脉输血的操作程序，注意安全。

3. 操作者必须保证管路的通畅，防止扭曲和打折，并注意调整肝素盐水的速度。

4. 离心时禁止打开离心机盖，离心机过热需进行维护。

5. 禁止加压回输，避免输入空气。

6. 洗涤红细胞去除了凝血因子，必要时可补充冰冻血浆或血小板。

7. 若离心杯出现问题，保存原物并和厂方联系。

8. 若回输过程中患儿出现反应，保存所有物品并停止输血。

四、设备维护与保养

1. 专人负责检查仪器的使用情况，定期保养，及时检修。

2. 仪器在使用过程中，日常保养、定期测试、检修最为重要，以保证仪器随时处于最佳工作状态。

3. 每次使用后用纱布和清水进行血液去污和日常清洁。需清洁的部位包括外壳、离心杯、血泵、光电感应器和空气滤过器。

4. 任何漏出的血液应立即清洁，避免交叉感染。

5. 使用后及时登记，以便及时了解仪器的使用情况和使用寿命，及时更换。

6. 每半年进行一次自体血液回收机的彻底维护与保养。

（徐　欣　沈正礼）

第五节　负压吸引装置操作

负压吸引装置（吸引器）由一次性使用的收集软袋和可重复使用的硬罐以及不锈钢的支架组成，一次性使用的软袋容积为2800ml，由导管、密封盖、倾倒口、滤清器、自动止流阀和抗泡沫剂组成（图 7 - 5 - 1）。

一、操作目的及应用范围

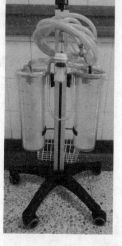

　　吸引器是临床各科常用必备的抢救仪器，在手术室使用更加频繁，吸引器吸力的大小直接关系到手术的进程。吸引器用于吸引手术视野中血液、渗出物、脓液、冲洗液、空腔脏器中的内容物，使手术视野清楚，减少污染机会；还可用于吸出全麻患者痰液。

二、操作步骤

1. 操作准备

（1）着装整洁规范，符合手术室要求，洗手戴口罩。

（2）用物准备　负压吸引装置、一次性收集软袋。

2. 操作方法

图 7 - 5 - 1　负压吸引装置

（1）将吸引器金属接头插入墙壁上吸引孔内，用力插入听到"咔哒"声即可。

（2）连接台上吸引管即可用。

（3）手术结束后，去除吸引管、连接管，弃去吸引瓶内收集软袋，消毒液擦拭内壁后更换收集软袋待用。

三、注意事项

　　1. 使用前认真检查负压性能是否良好，各连接管道连接是否正确，保持各管腔清洁通畅，及时清除阻塞。

　　2. 使用过程中随时观察收集软袋内血液及液体情况，靠近瓶身容积的 3/4 时应及时倒出并记录。

　　3. 使用结束后，保证吸引瓶清洁干燥，做好吸引器瓶盖孔终末消毒。

　　4. 吸引器瓶与墙壁上吸引孔之间应有一缓冲瓶，以防术中吸引器收集软袋集满后，液体吸入中心泵内造成中心泵堵塞。

四、设备维护与保养

　　1. 出现无吸引现象。

（1）手术中经常用通条疏通吸头。

（2）酌情吸引清水以冲洗吸头和吸引管。

（3）骨科手术可将接口剪去后连接于收集袋。

（4）大块组织黏附于吸引管时可用手挤捏吸引管使其脱落。

（5）检查各连接处有无脱落或连接松动，给予妥善连接。

2. 出现倒吸现象。

（1）检查吸引瓶有无裂缝，侧孔有无松动漏气，瓶口密闭情况。

（2）检查墙上中心吸引管道是否堵塞。

（3）更换吸引瓶保证其密闭性，请专业人员疏通墙上中心吸引管道。

3. 机器外表面用消毒液微湿抹布擦拭。

4. 设备不使用时放置于干燥、清洁处。

5. 每半年进行一次负压吸引装置的彻底维护与保养。

（李　玮　沈正礼）

第六节　温毯机操作

温毯机可用于手术患儿的升温和保温。通过热电与患儿身体进行热量交换，最大限度地达到升温和保温的作用（图 7 - 6 - 1、图 7 - 6 - 2）。

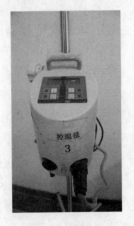

图 7 - 6 - 1　温毯机

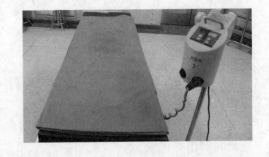

图 7 - 6 - 2　温毯机

一、操作目的及应用范围

手术患儿因麻醉时间过长、手术创伤大、液体出入量大、体腔暴露面积大和体重过低等原因，易出现术中体温变化。体温异常变化可影响患儿生命体征、心脏功能和基础代谢率等。低体温不仅可引起皮肤硬肿，并可使体内各重要脏器组织损伤，功能受累，导致死亡。温毯机可用于手术室、恢复室、麻醉室、妇产科、儿科、烧伤科、ICU 等为患儿提供安全可靠的升温，维持患儿的正常体温。

二、操作步骤

1. 操作准备

（1）着装整洁规范，符合手术室要求，洗手戴口罩。

（2）用物准备　温毯机、电温毯、医用手术单。

2. 操作方法

（1）温毯机处于备用状态，电温毯平铺于手术床上，电温毯上铺医用手术单。

（2）接通电源，按下电源开关，机器自检后正常显示，调节所需温度。

（3）使用时注意观察电温毯表面是否干燥。

（4）手术结束后关闭开关，断开电源，整理温毯。

三、注意事项

1. 每次使用时须确保主机和电温毯处于正常工作状态。

2. 运行中需经常检查电温毯是否干燥和连接处是否连接好。

3. 温毯温度的调节须根据患儿的自身情况而定，温度不宜太高以防烫伤患儿。

4. 可用"△""▽"键设定温度，设定范围 15～38℃。

5. 电温毯不宜直接接触患儿皮肤，以免时间过长对患儿造成伤害。

四、设备维护与保养

1. 放置于干燥处避免潮湿。

2. 每半年请专业人员对温毯机进行安全和质量检测，以确保使用安全。

3. 定期进行紫外线消毒保持设备清洁无损伤。

4. 电温毯应贮存于无腐蚀性气体和通风良好的室内，环境温度 5～40℃，相对湿度不大于 80%。

5. 每半年进行一次温毯机的彻底维护与保养。

（熊　岩　沈正礼）

第七节　温风机操作

温风机是一种充气式升温装置（图7-7-1），即通过温风机将加热的空气持续吹进一次性的专用送风毯中，达到主动升温的目的。温风机的充气式专用送风毯能代替水垫和红外灯，不必提高室内温度，防止烫伤患儿，是一种安全有效的升温装置。温风机广泛应用于临床，预防及治疗低体温患儿，适用于手术室、ICU 和急诊科。

一、操作目的及应用范围

手术患儿因麻醉时间过长、手术创伤大、液体出入量大、体腔暴露面积大和体重过低等原因，易出现术中体温变化。体温异常变化可影响患儿生命体征、心脏功能和基础代谢率等。低体温不仅可引起皮肤硬肿，并可使体内各重要脏器组织损伤，功能受累，导致死亡。温风机可用于手术室、恢复室、麻醉室、妇产科、儿科、烧伤科、NICU 等为患儿提供安全可靠的升温，维持患儿的正常体温。

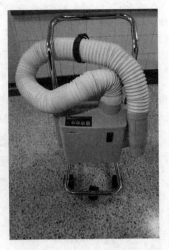

图 7 - 7 - 1　温风机

二、操作步骤

1. 操作准备

（1）着装整洁规范，符合手术室要求，洗手戴口罩。

（2）用物准备　温风机、一次性专用送风毯、医用手术单。

2. 操作方法

（1）将温风机固定在手术床尾部不影响手术人员操作的位置，锁住脚轮防止机器移位。

（2）将送风毯平铺手术床上，带透气孔的一面接触患儿身体。

（3）将通气软管的前端与送风毯开口紧密连接、妥善固定。

（4）按电源开关，控制面板上的低温信号灯将开启，设备在低温模式下开始压缩空气。

（5）加热温度通过控制面板的温度按钮控制，选择温度要适宜，术中根据监测的体温变化实时调整。

（6）手术结束后关闭开关，整理温风毯，及时登记。

三、注意事项

1. 每次使用时须确保温风机处于正常工作状态。

2. 运行中需经常检查通气软管与送风毯连接处是否连接好。通气软管的出风口严禁直接对准患儿，防止造成灼伤风险。

3. 温毯温度的调节须根据患儿的实际监测情况而定，温度不宜太高以防烫伤患儿。

4. 温风机送风软管要避免被利器扎破，送风软管喷嘴轻拿轻放，避免与硬物磕碰损坏。

四、设备维护与保养

1. 温风机放置于干燥处避免潮湿。
2. 手术结束后对温风机进行擦拭，保持设备清洁无损伤。
3. 每半年请专业人员对温毯机进行安全和质量检测，以确保使用安全。

（徐　欣　沈正礼）

第八节　变温水箱操作

变温水箱是由主机、热交换器、温度组件等部分组成。是对氧合器、变温毯或停跳液灌注装置中的血液进行控制性冷却或加热。主要应用于体外循环手术（图 7-8-1）。

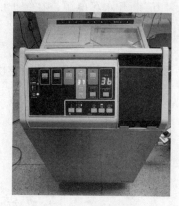

图 7-8-1　变温水箱

一、操作目的及应用范围

变温水箱为体外循环血液热交换系统中的热交换器提供加温水、降温水、冰和原水驱动装置，在实施体外循环灌注时监控和调节温度。

二、操作步骤

1. 操作准备

（1）着装整洁规范，符合手术室要求，洗手戴口罩。

（2）用物准备　变温水箱、复温毯。

2. 操作方法

（1）变温水箱处于备用状态，复温毯平铺于手术床上，复温毯上铺医用手术单。

（2）连接循环水管，接通水循环电源进行自检。

（3）进行水箱菜单设置，根据手术需要调节设定数值。

（4）根据手术情况选择停机时间，关闭电源。

（5）手术结束后，整理复温毯，及时登记。

三、注意事项

1. 使用变温水箱前，要检查水箱控制面板上水位的显示和与热交换设备的部分（氧合器、复温毯）有无渗漏，确认循环水管有无折叠、扭曲和打结，循环管路折叠、扭曲会造成管路连接处直接崩开。

2. 开机前检查所有管路、接头和其他附件的连接是否正确，有无渗漏和功能异常，如有故障及时排除。

3. 开机前检查变温水箱的水位，只有水量高于最小水位线才能运行。

4. 通风口和风扇要保持通风良好，通风不足将使变温水箱产热过多。

5. 变温水箱的所有指示灯都在闪烁，机器处于自检模式。必须是有资质的维修人员使用这种操作模式进行检验和诊断错误。在任何情况下，都不能在手术中使用该模式。将变温水箱电源关闭后再打开，以关闭自检模式。

6. 断开水箱电源，在维护前清空蓄水箱。

四、设备维护与保养

1. 变温水箱的蓄水箱在首次使用前必须先消毒后使用。

2. 每周清空水箱 1 次，防止水箱内生长细菌和微生物。

3. 定期维护保养，严格按照厂家的维护周期操作。

（徐　欣　郝雪梅）

第九节　心脏除颤仪操作

除颤仪是利用电能来治疗快速异位心律失常的一种仪器（图 7 - 9 - 1）。电击除颤就是利用足够大的电能量流过心脏来刺激心肌，使所有的心肌细胞同时除极，然后同时进入不应期，从而促使颤动的心肌恢复同步收缩状态，使心肌恢复正常，从而达到除颤目的。然而只有一定幅度和一定的持续时间的电流才能起到除颤作用。

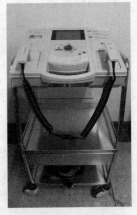

图 7 - 9 - 1　除颤仪

一、操作目的及应用范围

1. 适应证

（1）心室颤动（室颤）是电复律的绝对指征。

（2）慢性心房颤动（房颤史在 1～2 年以内），持续心房扑动。

（3）阵发性室上性心动过速，常规治疗无效而伴有明显血流动力学障碍者或预激综合征并发室上性心动过速而用药困难者。

（4）各种心律失常、心脏骤停。

（5）心脏外科手术后的心脏的复苏。

2. 禁忌证

（1）缓慢心律失常，包括病态窦房结综合征。

（2）洋地黄类药物过量引起的心律失常（除室颤外）。

（3）伴有高度或完全性传导阻滞的房颤、房扑、房速。

（4）严重的低血钾暂不宜作电复律。

（5）左房巨大，心房颤动持续一年以上，长期心室率不快者。

二、操作步骤

1. 操作准备

（1）着装整洁规范，符合手术室要求，洗手戴口罩。

（2）用物准备　除颤仪、导电胶。

2. 操作方法

（1）迅速熟悉、检查除颤仪，各部位按键、旋钮、电极板完好，电能充足。

（2）患儿取平卧位，操作者位于患儿右侧位。

（3）迅速开启除颤仪，调试除颤仪至监护位置，显示患儿心律。

（4）用干布迅速擦干患儿胸部皮肤，将手控除颤电极板涂以专用导电胶。

（5）确定手控除颤电极板正确安放胸部位置，前电极板放于胸骨外缘上部、右侧锁骨下方。外侧电极板放于左下胸、乳头左侧、电极板中心在腋前线上，并观察心电波型，确定为室颤。

（6）选择除颤能量，首次除颤用 200J；第二次用 200～300J；第三次为 360J。婴幼儿除颤能量选择 2J/kg。

（7）按压除颤"充电"按钮，使除颤器充电。

（8）除颤电极板紧贴胸壁，加以适当压力，确定周围无人员直接或间接与患儿接触。

（9）除颤仪显示可以除颤信号时，双手同时协调按压手控电极两个"放电"按钮进行电击。

（10）放电结束不移开电极，观察电击除颤后心律，若仍为室颤，则选择第二次除颤、第三次除颤，重复第 4～10 步骤。

三、注意事项

1. 除颤仪到位前，要持续有效的心肺复苏（CPR）。

2. 在确认没有任何人接触患儿后，方可按下手柄上的放电键放电。

3. 放电时在电极板上应施加一定力量，使电极板与患儿皮肤紧密贴合，以保证较低的阻抗，有利于除颤成功，同时也避免灼伤患儿的皮肤。

4. 备电极板时，应根据患儿的年龄大小，选择小儿、婴幼儿电极板。

5. 心内除颤电极板消毒灭菌时，选择低温等离子灭菌而不能高温高压灭菌。

四、设备维护与保养

1. 每次用仪器后用清洁的专用抹布湿式擦拭，禁止使用腐蚀性液体或溶剂清洁仪器。使用后做好记录。

2. 每月需要进行交流电源、漏电安全测试，并做好记录。

3. 每次使用除颤、监护后电量耗尽的电池需要完全充电16小时。

4. 每月专管人员将除颤仪与电线断开连接，检查电池耗尽前所需时间大于1.8小时。

5. 每半年彻底维护与保养一次。

（徐　欣　沈正礼）

第十节　低温等离子射频刀

　　"等离子体"技术应用直接的"汽化"工作方式彻底改变了传统"射频"的"热能"工作方式，40～70℃的组织汽化替代了传统"切割""止血"等作用过程中上百度高温对组织的灼热破坏作用，大大降低了手术过程中的创伤。"等离子体"技术在临床治疗中产生的微创效应正是未来医学发展的趋势（图7-10-1）。

一、操作目的及应用范围

　　低温等离子微创技术是利用低温等离子射频的能量，以40℃左右的等离子低温对腺样体等病变组织进行消融，以恢复咽腔正常通气作用。并且借助内镜技术治疗，把病变组织放大上百倍，手术视野更清晰，操作更简单精准，以确保手术的安全，降低手术风险。主要应用于腺样体肥大、扁桃体炎、腭咽成形术、鼻咽肿瘤等。

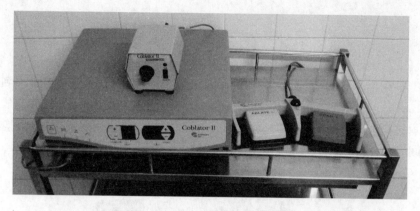

图 7 - 10 - 1 低温等离子射频刀

二、操作步骤

1. 操作准备 根据手术需要提前准备好低温等离子射频刀和生理盐水待用。

2. 操作方法

（1）开机前检查主机设备处于性能良好的备用状态。

（2）使用前连接好生理盐水。

（3）使用前将刀头浸泡在生理盐水中测试刀头的性能。

（4）手术中保持吸引器的通畅。

（5）手术结束先关闭调节夹，再将控制器及主机关闭。

三、注意事项

1. 开机时注意先将主机打开，再开控制器。

2. 手术使用中不要用纱布用力擦拭刀头。

3. 刀头结痂较多时可用适酶水浸泡，手术台上应间断使用，两次使用之间可抽吸少量的生理盐水。

四、设备维护与保养

1 主机设备放置于干燥处避免潮湿。

2. 手术结束后对主机进行擦拭，保持设备清洁无损伤。刀头放入适酶水中浸泡，切忌用锐器刮除结痂损伤刀头。

3. 每半年请专业人员对主机进行安全和质量检测，以确保使用安全。

4. 手术结束后及时进行使用登记。

（徐 欣 郝雪梅）

第十一节　C型臂操作

C型臂为一种可移动的X线机，因机身为英文字母"C"形而得名（图7－11－1）。它的结构简单，移动方便，主要是通过影像增强器在显示屏幕上直接显示被检查部位的X线图像，可以自动保存图片，供术者观看，大大缩短了手术时间。

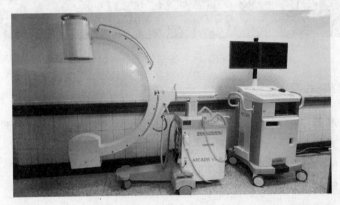

图7－11－1　C型臂

一、操作目的及应用范围

C型臂适用于骨科骨折定位、固定、椎间盘造影和消融、经皮穿刺以及术中取金属异物等。

二、操作步骤

1. 操作准备

（1）着装整洁规范，符合手术室要求，洗手戴口罩。

（2）用物准备　C型臂。

2. 操作方法

（1）松开脚刹，将操作机推至手术床并调节手术床的位置。调节高度完毕，锁紧脚刹及各制动开关。显示器放于术者便于观看的位置。

（2）连接操作机与显示屏的高压电缆，接通电源。

（3）打开操作机控制面板上电源开关自检。

（4）松开C型臂上制动开关，调节C型臂使球管和接收器对准拍摄部位，然后锁定制动开关。

（5）在操作控制面板上选择透视或拍片功能，选择手动和自动程序调节能量大小。根据手术需要调节图像大小、清晰程度、自动保存功能等。

（6）工作人员穿戴防护用具，做好防护准备，选择手控或脚控开关进行放电拍片。

（7）操作完毕，关闭控制面板电源开关，拔下电源插头，整理线路。推至指定位置，锁紧脚刹及各制动开关。

（8）专人在登记本签名，并记录使用时间。

三、注意事项

1. 手术室应选择可透过 X 线的手术床，手术间墙壁、天花板、门等要有加铅防护层保护。手术间外的辐射量应低于 3pGy。

2. 手术中需使用防护设备，如可移动的铅挡板、铅衣、铅围裙、铅围颈等。

3. 放电时，室内人员尽量远离球管 2m 以上，距离球管 0.91m 的工作人员必须穿戴防护用具，避免原发射线的照射。

4. 操作时手术门外悬挂警示标示，避免危害他人健康。

5. 注意手术中使用时的无菌操作，球管进入手术区域时要套无菌机套或加盖无菌单，防止污染手术切口。

6. 移动设备时注意控制方向，防止撞击损伤仪器。保护高压电缆，避免受损，禁止过度弯曲和折损电缆。

四、设备维护与保养

1. 操作人员需经培训后方可使用。

2. C 型臂 X 线机要保持清洁，防止灰尘过多引起 X 线管面放电致使球管破裂。由专人对荧光屏每周清洁一次，屏幕禁止用手指触摸，须用优质镜头纸擦拭，或用一块干净纱布，定期对机器进行擦拭、消毒。

3. 操作台面每月清洁一次，禁止使用清洁剂或任何溶剂，禁止使用含有任何溶剂的蜡状物。

4. 运动装置每月清洁一次，转轴在轨迹上运动时会留下污物，应定期擦净。

5. 每半年进行一次 C 型臂的彻底维护与保养。

（沈正礼　郝雪梅）

第十二节 超声刀操作

超声刀是近年来逐渐被广泛使用的一种新型手术仪器设备（图7－12－1），其对组织的操作是一种机械能的原理。超声刀是通过超声频率发生器作用于金属刀头，以55.5kHz的超声频率进行机械振荡（100pm），使组织内的水分子汽化、蛋白质氢键断裂、细胞崩解、组织被切开或者凝固，血管闭合，以达到切开、凝血的效果。全过程不仅没有电流通过人体，其精确的切割作用，使它可安全地在重要的脏器和大血管旁边进行分离切割，并且少烟少焦痂使手术视野更清晰，缩短手术时间，使得手术更安全。

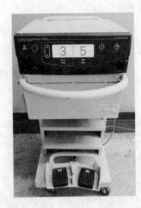

图7－12－1 超声刀主机

一、操作目的及应用范围

超声刀可用于各种软组织的处理，切割凝血同时完成，并能确保最小的组织侧向热损伤，可以配合或取代高频电刀、激光刀及传统手术刀进行各类手术操作。超声刀可凝闭直径为0.5～3mm的血管。适用于腹腔镜、胸腔镜、小切口辅助及传统开放手术。

二、操作步骤

1. 操作准备

（1）着装整洁规范，符合手术室要求，洗手戴口罩。

（2）用物准备　超声刀主机、脚踏开关、超声刀头、手柄连线。

2. 操作方法

（1）连接电源和脚踏开关。

（2）连接各个部件　①主机手柄连接：手柄的白点，对准主机手柄连接口处的白点，接入即可；②手柄刀头连接：左手竖直向上抓持手柄，右手持刀头自上而下套入，拇指与食指抓住杆身顺时针旋转至紧；关闭钳口，竖直插入扭力扳手，顺时针旋转直至听到两声"咔嗒"声；关闭钳口，取出扭力扳手，刀头手柄连接完毕。

（3）开机自检。

（4）刀头测试，按下"Standby"待机键，使其灯熄灭，此时"Ready"键亮起；手持刀头，点亮手控键，张开钳口，长按"激发"钮（Min或Max档均可）

不松手，听到主机发出特别的测试音调，同时屏幕显示漏斗状，下方显示 Test In Progress 字样（持续 3～5s），声调变成击发时的"滴滴滴"声，屏幕重回 3 和 5 字样，此时松开"激发"钮，刀头检测通过，可正常使用。

（5）选择输出功率，默认值为 Level 3 和 Level 5。

（6）使用完毕，关闭电源，拆卸主机手柄，拆卸手柄刀头（竖直向上，扭力扳手，逆时针）。

三、注意事项

1. 刀头精细、贵重，应轻拿轻放。使用中不可用暴力，尤其在清洗时避免撞击或用力抛掷，以防刀头损坏。安装刀头与手柄保持垂直状态，刀头在上，手柄在下。操作手柄注意不要碰撞或落地，以免改变其震荡频率。

2. 超声刀主机放置于离电刀主机至少 1m 远处，尽可能使用独立的电源插座，避免干扰。

3. 超声刀刀头自检时，严禁闭合，勿对人操作；超声刀工作时，手不可触及刀头，避免损伤。

4. 切忌空踩脚踏开关。测试和清洗刀头时刀鞘两嘴需打开，工作时刀头端不可闭合使用，避免绝缘面损坏缩短使用寿命。不得用于夹持器械、金属、硬物及骨头，不适用于输卵管的闭合（因为是永久性闭合）。

5. 使用时最好把组织夹在刀头前 2/3 的部位，过多易使手柄握力太大而断裂，过少易损伤刀头。

6. 刀头持续工作不宜超过 10 秒，时间过长易损坏刀头上的白色垫片，使其功率降低；不可在血液中使用，易造成刀头损伤。

7. 不可同时踩到两个脚踏开关，会引发报警。

四、设备维护与保养

1. 刀头用完后宜立即清洗，避免血块凝固，影响清洗效果。

2. 清洗时，把刀头浸泡在全效多酶清洗剂中（1：270 配比，大约 1000ml 水中加 4ml 全效多酶清洗剂，浸泡 5 分钟以上），可以分解血液和蛋白质，刀头用软布轻擦，用针头将残留的组织清理干净，以延长刀头的使用寿命。

3. 手柄用棉签仔细清理内环圈与外环圈，连线用软布轻擦后，应顺其弧度盘绕，不宜过度扭曲、打折，以延长使用寿命。主机外壳、脚踏开关擦拭后备用。

4. 使用较长一段时间后，刀锋会变热。当停止使用时，刀锋不可触及患者、易燃物，以免灼伤或致燃。

5. 超声刀使用过程中，应利用手术操作间隙，清洁刀头，去除组织及血液积聚物，延长使用寿命，并保证超声刀能有效地切割止血。可将刀头放入温灭菌蒸馏水或生理盐水中进行振荡清洗，注意勿碰到容器的金属壁。

6. 建议用环氧乙烷、低温等离子消毒，注意不可使用过氧乙酸消毒。

7. 建立使用登记本，以便及时了解仪器的使用情况和使用寿命，及时更换。

8. 每半年进行一次超声刀主机的彻底维护与保养。

（沈正礼　王筱君）

第十三节　氩气刀操作

氩气刀是一种新一代高频能量的电刀系统（图7-13-1、图7-13-2）。氩气是一种惰性气体，不易燃烧、爆炸、性能稳定、对人体无害，在高频高压电流的作用下，易被电离成氩气离子。氩气离子具有极好的导电性能，能够连续传递电流，最终在出血创面上形成一层氩气弧，从而产生很好的止血效果。氩气弧为常温，对不导电的物品（纱布、乳胶手套）不产生作用，较为安全。

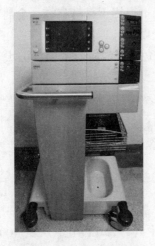

图7-13-1　氩气刀主机

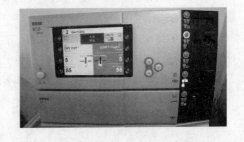

图7-13-2　氩气刀主机

一、操作目的及应用范围

氩气刀在切割时产烟少，组织烫伤坏死层浅，对脂肪、肌腱等组织的切割速度快，无论对点状出血或大面积出血，都具有非常好的止血效果。适用于所有需用高频电刀的手术，对高阻抗组织，如骨、韧带有良好的止血效果。

二、操作步骤

1. 操作准备

（1）着装整洁规范，符合手术室要求，洗手戴口罩。

（2）用物准备　氩气刀主机、氩气刀、手柄连线、氩气瓶。

2. 操作方法

（1）打开氩气瓶开关，检查有无漏气，氩气瓶的压力是否足够。

（2）连接氩气刀电源插头。

（3）将负极板插头接到氩气刀上。

（4）氩气刀手柄连线接到主机上，检查接口是否紧密。

（5）打开电源，机器自检，选择输出模式、功率，调节各项参数。

（6）根据工作环境，适当调节工作指示音量。

（7）使用完毕，电刀、电凝功率均调至"0"。

（8）顺时针方向关闭氩气瓶阀门，将手柄卸下，排掉余气。

（9）关闭电源，擦拭整理仪器，归于原位，填写使用登记。

三、注意事项

1. 当氩气流量表压力降至"0"时，及时更换氩气瓶，以免影响手术。

2. 使用前，可对准湿纱布测试有无氩气输出。

3. 保持合适的距离，勿将氩气刀喷头直接接触组织，最佳工作距离为 1~1.5cm。

4. 使用后请勿浸泡，安装之前注意用纱布擦干器械上的水分。

5. 手术台上，氩气刀最好装在器械袋里，管线远离锐利器械，防止划伤。

6. 刀头手柄及管线用压力蒸汽或低温等离子灭菌。

四、设备维护与保养

1. 使用前必须先开氩气再开机，结束后先关氩气再关机。

2. 在使用过程中，如出现突然断电（停电、插头松落等），接好电源后重新启动开机程序（自检、复位、调至正常流量状态）。

3. 放余气时应注意氩气必须是"氩气开"和"正常流量"的状态，否则不能排出余气。

4. 机器调试完毕后再接刀笔，因刀笔接上后影响机器调试。

5. 安排专人进行管理、检修，每半年请专业人员进行彻底维护与保养一次。

6. 建立使用登记本，每次使用后应有详细的使用记录，以便及时了解仪器的使用情况和使用寿命，及时维修更换。

（沈正礼　王筱君）

第十四节　超声吸引刀操作

超声吸引刀（又称"CUSA"刀）是近年来逐渐被广泛使用的一种新型手术设备，是外科超声手术器械设备的一项新进展，其凭借电陶瓷将电能转变为机械振动，通过空化作用将目标组织粉碎切除，再经冲洗液混合乳化并负压吸除，优点是不损伤血管壁、淋巴结、神经等周围重要结构（图7-14-1）。由于CUSA刀同时具备振动切除、冲洗和吸引三种功能，使手术操作准确、迅速，缩短手术时间，手术视野清晰，能选择性地保留大于1mm直径的血管和神经。

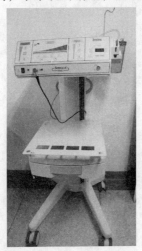
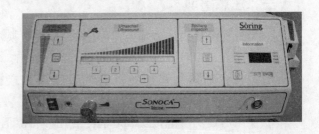

图7-14-1　超声吸引刀

一、操作目的及应用范围

超声吸引刀具有对周围组织损伤小、手术出血少、手术视野整洁、操作简便、能选择性地保护血管和神经等特点；超声吸引刀在手术操作中出血量少，可以迅速地切除肿瘤组织。适用于肝胆外科、神经外科、眼科、乳腺科等手术。

二、操作步骤

1. 操作准备

（1）着装整洁规范，符合手术室要求，洗手戴口罩。

（2）用物准备 超声吸引刀主机、刀头及连线、脚踏开关、500ml 生理盐水、一次性吸引及冲洗管路。

2. 操作方法

（1）连接电源线、脚踏开关，挂好吸引瓶，连接负压吸引装置。

（2）在冲洗挂杆上挂 1 瓶 500ml 生理盐水。

（3）打开无菌的刀头及连线、一次性吸引及冲洗管路于手术台上。

（4）洗手护士操作：①连接刀头及连线、一次性吸引及冲洗管路；②连接好刀头端后，留够台上的操作长度，并妥善固定于手术台上，将另一端交给巡回护士连接主机。

（5）冲洗管滴壶端插入生理盐水瓶中。

（6）冲洗管的硅胶段夹入蠕动泵中，按压固定夹将蠕动泵两侧黑色卡子向下卡紧，防止管路滑动。

（7）一次性吸引管路一端连接负压吸引装置，将刀头连线与主机接口红点对红点连接。

（8）开机自检完成后"OK"灯亮，表明机器正常。

（9）手术开始前，按冲洗区的"Filling Hose"快速冲洗键，将冲洗管路充满生理盐水，至刀头滴水为止。

（10）根据手术需要在控制面板上调节至适当功率及冲洗速度。

（11）使用完毕，拆卸时先关闭机器电源，再拆除刀头及连线、一次性吸引冲洗管路，清洁整理主机。

（12）按要求处理超声吸引刀刀头，气枪吹干，包装、灭菌备用。

三、注意事项

1. 连接前确保刀头及连线的各接头处于干燥状态。

2. 刀头工作时避免与其他金属器械接触。

3. 术中应经常吸引生理盐水保证管路畅通。

4. 注意刀头轻拿轻放，因内部置有易碎的电陶瓷片。

5. 刀头及连线可压力蒸汽灭菌、低温消毒灭菌，请勿浸泡。

6. 关机时，先关机再拔电源。

四、设备维护与保养

1. 仪器使用时严格按照操作规程操作。关机前将机器背后的入水管拔开，TEMP 变红后，再关机。

2. 刀头在使用中，需不断吸引生理盐水，以免血液在吸引管壁上结痂。

3. 仪器背后的冷却水需用蒸馏水，量需达到标志线，如天天使用，每月更换 1 次。如果长时间未使用（超过 10 天），将冷却水倒掉，避免水变质，堵塞冷却水系统。

4. 刀头用水冲洗干净后，再用蒸馏水冲洗 1 遍，放于专用器械盒内盘好保存，注意刀头与连接线接口处不要打死折，以免折断线缆内的线路。

5. 吸引瓶要注意吸引量，以免倒吸到机器内。

6. 禁止在机器上堆放其他物品，机器控制面板无法承受较大压力。

7. 专人负责，建立使用登记本，定期检查，以便及时了解仪器的使用情况和使用寿命。

8. 每半年进行一次超声吸引刀的彻底维护与保养。

（沈正礼　王筱君）

第十五节　机器人操作系统

机器人手术是利用一定的技术将医生的手与器械端运动一致，从而对器械进行有效的控制。这有助于医生将开放手术中的经验利用到机器人手术之中。医生手上动作被等比例地调整，滤除抖动，并精确的传递至患者身旁的机器臂及器械上。机器人操作系统主要由控制台和操作臂组成，控制台由计算机系统、手术操作监视器、机器人控制监视器、操作手柄和输出输入设备等组成。手术时外科医生可坐在远离手术台但可以看到患者的控制台前，头靠在视野框上，双眼接受来自不同摄像机的完整图像，共同合成术野的三维立体图。医生双手控制操作杆，手部动作传达到机械臂的尖端，完成手术操作，从而增加手术操作的精确性和平稳性（图7-15-1、图7-15-2、图7-15-3）。

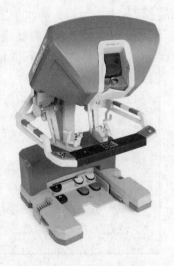

图 7-15-1　医生控制台

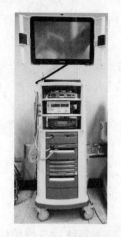

图 7 - 15 - 2　成像系统

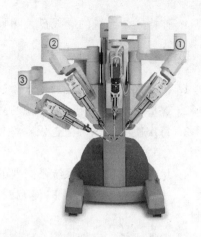

图 7 - 15 - 3　床旁手术机械臂

一、操作目的及应用范围

机器人手术是主刀医生借助机器人手术系统完成微创、精确的手术，对于患者来说手术的精确度大大增加，创伤更小使微创手术的指征更广；减少术中的组织创伤和炎症反应导致的术后粘连；减少术后疼痛等。

目前，机器人手术广泛应用于包括心脏外科、泌尿外科、妇科、普外科、肝胆外科和小儿外科的婴幼儿手术等。

二、操作步骤

1. 将机器人的医生控制台、成像系统、床旁手术机械臂系统三个组成部分进行连接。

2. 开机时和手术中随时检查系统和手术器械的状态。

3. 开机设立三维立体成像，调节镜头的白平衡，校正镜头，确保两个光学通道准确地融合成精确的 3D 图像。

4. 手术结束后，拆除床旁机器手臂系统的无菌保护罩，切勿强行拆除。

5. 根据成像系统屏幕符号显示随时了解工作状态，手术结束后记录手术所用的手臂剩余次数。

三、注意事项

1. 机械人手术参与人员需经专门的技术培训，经考试合格，严格按照操作规程操作。

2. 机器人系统设备定位放置、专人管理。

3. 将机械手臂系统最小化，放置在手术间指定位置充电备用。

4. 连接三个系统的导线盘大圈收纳，切勿打死折造成损坏。

四、设备维护与保养

1. 机器人系统设备是贵重仪器，需专人负责管理和保养。

2. 保持机器人系统三个设备的清洁，不用时应用防尘罩遮盖。

3. 每次使用完毕，检查仪器性能是否完好，用柔软湿布擦净设备表面上的灰尘。

4. 尽量减少机器人系统不必要的移动，避免造成设备的损坏。

5. 建立使用登记本，以便及时了解使用情况和手臂使用寿命，及时补充耗材。

6. 专业维护、定期检测，定期请专业人员对机器人系统进行维护保养。

（徐　欣　王筱君）

第十六节　腹腔镜系统操作

腹腔镜手术是当今外科领域中发展最快的手术种类之一，得到外科医生和患者的认可。腹腔镜手术是利用内视镜将腹腔内的状况显现于监测荧幕，使外科医生不必打开腹腔就可以对腹腔内的脏器进行必要的手术操作。腹腔镜系统主要由摄像主机、光源、监视器、气腹机和台车等构成（图 7-16-1）。

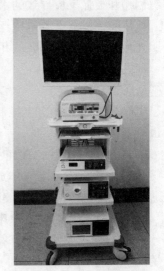

一、操作目的及应用范围

目前腹腔镜手术的范围已扩展到了普外科、肝胆外科、泌尿外科、妇科、胸外科等各学科领域。腹腔镜手术与传统手术相比，有创伤小、出血少、风险低、术后粘连少、美观性高等明显优势。

二、操作步骤

图 7-16-1　腹腔镜

1. 操作准备

（1）着装整洁规范，符合手术室要求，洗手戴口罩。

（2）用物准备　摄像主机、光源、监视器、气腹机、台车、CO_2 气瓶。

2. 操作方法

（1）根据手术需要放置腹腔镜主机及 CO_2 气瓶位置。

（2）腹腔镜的总电源线插入三相电插座。

（3）开 CO_2 气瓶总开关，开分流量表开关，调节压力≤0.4MPa。

（4）打开气腹机电源开关，自检完成，气腹机供气压力指示 LED 灯亮绿色，如为红色表示气瓶压力不足，应及时更换 CO_2 气瓶。

（5）根据手术需要设定气腹压力，一般成人 12～15mmHg，小儿 8～12mmHg，根据手术需要设定气腹流量大小。

（6）依次连接器械护士递来的气腹管、摄像头、导光束（注意无菌原则）。

（7）打开监视器、摄像主机、光源，依次调节气腹流量、光源亮度、对焦对白平衡。

（8）手术结束，光源亮度调至最暗，关闭监视器、摄像主机、光源；断开气腹管，关闭 CO_2 气瓶总开关，待 CO_2 余气放完，关闭分流量表，关闭气腹机；断开总电源。

（9）整理用物，断开摄像线、导光束，擦拭后收于指定位置，擦拭腹腔镜主机、电源线和主机台车。

（10）登记使用日期、时间、性能、使用人，归位备用。

三、注意事项

1. 摄像头导线和导光束应轻拿轻放，禁止折弯，否则容易折断，影响使用效果。

2. 镜头轻拿轻放，勿震动、撞击硬物，每次使用前后均检查镜头是否完好。

3. 术中操作时，应注意摄像头导线的角度，避免折弯，防止损坏。

4. 术后应小心谨慎撤收摄像头导线，以防坠地损坏，盖上摄像头保护帽，禁止用手直接触摸摄像头。

5. 光源主机上不放置任何物品，以免影响散热；光源的光线较强，应避免直射工作人员的眼睛。

6. 关闭光源时，应先将光源亮度调至最小，再关闭电源开关。

7. CO_2 气瓶最好带有减压装置，与气腹机连接，用毕先关闭气瓶总开关，放净余气，再关闭气腹机。

8. 注意保持台车清洁，推拉使用过程中避免碰撞。

四、设备维护与保养

1. 腹腔镜设备是贵重精密仪器，需专人负责管理和保养，每月定期检查设备。

2. 保持仪器的清洁，仪器不用时应用防尘罩遮盖。

3. 每次使用完毕，逐一检查仪器性能是否完好，用柔软湿布擦净仪器表面上的灰尘。

4. 放置地点应防潮、防晒，远离有毒、有害、易燃、易爆及腐蚀性液体和气体。

5. 如果仪器发生故障，不得随意拆卸，应及时请专业人员维修调试。

6. 建立使用登记本，以便及时了解仪器的使用情况和使用寿命，及时更换。

7. 每半年进行一次腹腔镜设备的彻底维护与保养。

（沈正礼　王筱君）

第十七节　密闭式暖箱

密闭式暖箱的使用是为需要治疗的患儿提供适宜的温度及湿度环境，保持患儿体温恒定的一种方法。此方法可为患儿提供一个恒温、恒湿、独立的治疗空间，有利于新出生患儿的生长发育，避免与外界接触而发生感染，便于医护人员对患儿进行观察与治疗，同时也适合监护室患儿的院内手术转运保暖。使用于早产及危重症的新出生患儿（图7-17-1）。

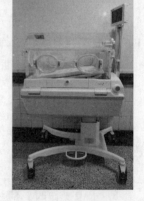

一、操作目的及应用范围

1. 为患儿提供适宜的温度和湿度环境，保持体温稳定。

2. 用于早产或危重症患儿的特殊治疗需要。

图7-17-1　密闭式暖箱

3. 为患儿提供独立的环境，利于病情观察与避免交叉感染。

4. 适合早产、危重症患儿的手术转运。

二、操作步骤

1. 评估患儿的基本状况，体重、皮肤情况等。

2. 暖箱应用前核对患儿的床号、姓名。

3. 患儿入箱前检查各项仪表显示是否正常，暖箱的湿度保持55%～65%。

4. 根据患儿体重设立暖箱的温度　体重1501～2000g的患儿，暖箱温度设置在30～32℃；体重1001～1500g的患儿，暖箱温度设置在32～34℃；体重＜1000g的患儿，暖箱的温度调节在34～36℃。监测患儿的体温，一般在32～

36℃。

5. 密切观察患儿的生命体征变化，注意观察面色、呼吸、心率、体温等。

6. 密切观察暖箱温度和使用情况，发现问题及时妥善处理。

三、注意事项

1. 暖箱应避免阳光直射，冬季避开热源及冷空气对流处。

2. 使用暖箱是室温不宜过低，以免暖箱温度的大量散失。

3. 使用暖箱的过程中注意观察各仪表显示是否正常，出现报警要及时查找原因并予以处理，必要时切断电源，请专业人员进行维修。

4. 在使用过程中严格执行操作规程，以确保安全。

四、设备维护与保养

1. 婴儿暖箱使用后应终末清洁消毒，使用中应每日湿式清洁罩内外表面，特殊感染的患儿还应消毒，每周对暖箱进行彻底的清洁消毒。

2. 消毒剂的浓度及使用时间，应根据污染程度和产品的使用说明决定。

3. 婴儿暖箱湿化水应用灭菌水，每日更换。潮湿地区或季节（相对湿度55%～65%，早产儿婴儿保温箱湿度60%～70%）时湿化槽内可不加水。

4. 暖箱的空气过滤材料至少应2个月更换1次，破损时立即更换并记录。

5. 清洁消毒后备用的婴儿暖箱应注明清洗消毒日期、失效日期、清洗消毒人员的姓名及检查人员姓名。有效期为两周，两周之内使用的，可仅擦拭恒温罩内外表面。

6. 使用中的暖箱应注明启用时间。

7. 定期对暖箱的内表面进行卫生学监测。

（徐　欣　郝雪梅）

第十八节　开放式辐射暖台

开放式辐射暖台是从顶部发热器产生外部热源，利用高反射率的抛物线型反射罩把红外光均匀地辐射至床垫或婴儿皮肤表面，并根据固定在患儿皮肤上的肤温传感器调节出合适的热量，不仅使体表温度增高，热量还可以渗入体内而达到保暖的作用（图7-18-1）。

一、操作目的及应用范围

1. 早产儿、低体重患儿、小于胎龄儿、需要接受长时间复苏的重症患儿。

2. 体温调节中枢发育不成熟，汗腺发育不全，体温更不易保持恒定，易发生寒冷损伤综合征的患儿。

二、操作步骤

1. 检查辐射台清洁度、消毒日期、挡板及脚轮等安全性能。

2. 接通电源，开启总电源开关及温控仪电源开关，控制仪出现短促"嘀"的一声鸣叫声，所有显示器发亮，设备进行系统自检，持续时间约为5秒。

3. 将皮肤温度传感器放置在床中心位置，按下"设置"→"模式"进入"手控"，通过加热指示条进行加热。

4. 根据新生儿的日龄及体重设定"设置温度"。

5. 核对新生儿信息。

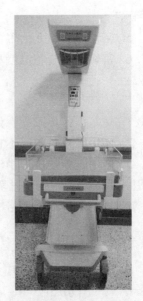

图 7-18-1　开放式辐射暖台

6. 脱去新生儿衣物，将新生儿置于辐射台上正中央。

7. 将肤温传感器头部的金属面固定在新生儿剑突与脐部连线的中点处。

8. 拉上四周挡板，观察记录床温，并做好交接班。

9. 操作完毕或新生儿体温达到预计温度，轻轻撤下固定在新生儿腹部的肤温传感器。

三、注意事项

1. 操作前检查开放式辐射暖台的安全性能，确保挡板固定牢固，脚轮踩死，离开开放式辐射暖台时应及时挡上挡板。

2. 整个操作过程中严密监测新生儿体温，确保其体温维持在36.5～37.3℃。

3. 及时处理各种故障报警

（1）断电报警　检查电源线有无松脱，及时插上电源。

（2）传感器报警　检查肤温传感器探头是否与保暖台连接，肤温传感器探头发生短路或故障。

（3）超温报警　肤温模式下，皮肤温度传感器测得的温度大于38.5℃。

（4）偏差报警　皮肤温度显示窗高于或低于设置温度1℃，偏差报警启动。

（5）设置报警　肤温模式下，设备已经进入稳定状态，当皮肤温度传感器测得的温度脱离稳定状态超过3分钟时，设置报警启动。

（6）检查报警　保暖台在手控模式下，每隔15分钟，检查报警启动。出现报警时，保暖台自动切断加热器的供电电源，此时按下止闹/复位键。

四、设备维护与保养

1. 辐射暖台在使用后，用含氯消毒液擦拭床面、床栏及台架，再用清水擦拭。

2. 用75%乙醇擦拭温度传感器探头金属面，以保持探头的灵敏度。

3. 正确手持传感器插头进行插、拔，以免造成传感器断裂；传感器要轻拿轻放，用后妥善保管，不能强拉接头处的引线，以免使控头失灵，失去对温度的控制，影响安全。

4. 如果辐射暖台发生故障，不得随意拆卸，应及时请专业人员维修调试。

5. 建立使用登记本，以便及时了解辐射暖台的使用情况和使用寿命，及时更换。

6. 每半年进行一次辐射暖台的彻底维护与保养，并进行登记。

（熊 岩 王筱君）

第十九节 微量注射泵

微量注射泵（简称微量泵），是将少量药液精确、微量、均匀、持续地泵入体内，操作便捷、定时、定量，根据病情需要可随时调整药物浓度、速度，使药物在体内能保持有效血药浓度，运用微量泵抢救危重患者，提高工作效率，准确、安全、有效地配合手术。对于婴幼儿、低体重的患儿，微量泵的使用可以更加精确、方便地控制麻醉药物和液体输注量（图7-19-1）。

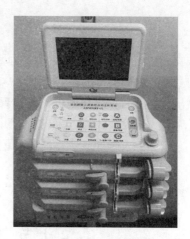

图7-19-1 微量注射泵

一、操作目的及应用范围

微量泵适用于给药精确、总量很小且给药速度缓慢或长时间流速均匀的患者。

二、操作步骤

1. 将微量泵固定在合适的位置。

2. 插上电源，打开微量泵的开关键开机，听到"嘟"一声表示内部电源自检完毕，处于待机充电状态。

3. 将注射器抽吸药液，并注明药液名称和浓度。

4. 连接延长管，排净空气，将注射器安装在微量泵上。注射器必须卡入注射器座中，移动推头至注射器推杆尾部，将注射器推杆卡入推头槽中。

5. 注射器安装后微量泵自动识别注射器种类。

6. 按下快速注射键，再次确认排尽管路中的空气。

7. 按选择键，"Σml"灯亮，按调节键设置总量。

8. 按启动键，注射泵开始工作，运行指示灯亮，开始工作。

三、注意事项

1. 首次使用或长时间未使用再次使用时，要将微量泵与交流电源连接，使内置电池至少充电 12 小时。

2. 使用微量泵时可通过三通连接头输注，应让三通尽可能靠近输液针头，一边输注药液，一边输注液体。避免输注通路上没有液体，仅输注药液，这样会使药液入血的速度减慢。

3. 该通路的速率保持恒定，避免频繁调整输注速率，造成药液进入体内忽多忽少。

4. 密切观察患者的通路情况，防止针头阻塞或液体外渗。

四、设备维护与保养

1. 手术结束后用清洁软布进行擦拭，卡槽处用无水乙醇清洁。

2. 定期消毒灭菌，防止交叉感染。

3. 每周对仪器进行开机检查，监测性能、流量、容量及堵压测试。

4. 避免液体渗入泵内。

5. 专人管理，建立使用登记、定期检查、保养维修制度。

（徐　欣　郝雪梅）

第二十节　钬激光碎石系统操作

钬激光的应用是目前众多外科手术用激光中最新的一种。产生的能量可使光纤末端与结石之间的水气化，形成微小的空泡。并将能量传至结石，使结石粉碎成粉末状。同时钬激光对人体组织的穿透深度很浅，仅为 0.38mm。因此在碎石时可以做到对组织损伤最小，安全性极高（图 7 - 20 - 1）。

一、操作目的及应用范围

通过钬激光碎石系统，将结石打碎并排出体外，使输尿管尿液通畅。钬激光对任何部位、任何成分的尿路结石，都能以其特有的高效碎石方式使之碎成粉末，是治疗尿路结石高效、安全、低耗、省时且副作用极低的"新式武器"。适用于①输尿管中、下段结石；②体外碎石失败后的输尿管上段结石；③体外碎石后的"石街"；④结石并发可疑的尿路上皮肿瘤；⑤X线阴性的输尿管结石；⑥停留时间长、体外碎石困难的嵌顿性结石；⑦合并输尿管狭窄、炎性息肉的输尿管结石。

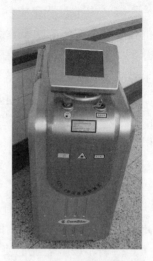

图 7 – 20 – 1　钬激光主机

二、操作步骤

1. 操作准备

（1）着装整洁规范，符合手术室要求，洗手戴口罩。

（2）用物准备　腹腔镜摄像系统主机、光导、钬激光主机、光纤、脚踏开关。

2. 操作方法

（1）主机控制　主机面板包括急停开关（紧急激光终止按钮）、指示灯、触摸显示屏三部分。红色按钮是急停开关（紧急激光终止按钮）。紧急情况下按下该按钮即可断开控制系统电源和激光器电源。顺时针旋转急停开关即可恢复到常态。触摸屏是治疗机主要的操作及显示装置，除了显示设备的当前工作状态、激光参数（脉宽、频率、能量和功率）、指示光开关、待机/准备切换及关机等功能，其中激光参数、指示光开启与关闭只能在待机状态下进行。脚踏开关用于在准备状态下执行出光操作。

（2）当确认安装操作无误后，将治疗机后盖上的空气开关"7"向上扳到"ON"位置，电源指示灯亮。

（3）将钥匙插入钥匙开关"4"，顺时针旋转90°，水泵工作，制冷压缩机启动，控制器启动，屏幕进入启动界面。控制系统控制激光电源启动，随后设备进行自检。

（4）根据临床手术方法及适用证选择适当的光纤和功率。

（5）需对频率设置时，在"待机"状态下，按屏幕上的"频率"按钮，该处和对应的标尺上方的数值均变成绿色，表示该参数被激活，可进行设置。

（6）参数设置完成后，再按"待机"键，"待机"变成"准备"，此时治疗机处于准备工作的状态，踩下脚踏开关，即可按设定的状态和参数工作。

（7）手术结束后，在工作界面点击"待机"按钮进入待机模式，点击屏幕主界面上"关机"键，等屏幕出现"可以安全关机了"字样时，按确认键后，设备正常关机，关闭钥匙开关"4"，然后关闭空气开关"7"。

（8）将光纤保护罩盖好，收入光纤盘中，取走钥匙，盖好治疗机的激光输出口护盖、整机防尘罩。

三、注意事项

1. 控制面板左下角有指示栏，当踩下脚踏开关输出激光时，指示栏内开始计时，面板上有激光输出的警告标识，光纤出口严禁直接照射人眼。

2. 若不按上述规定使用控制或调整装置或执行各步操作，则可能引起有害的辐射照射。

3. 脚踏开关可以激活光束，操作者在准备状态发射激光之前，勿踏脚踏开关。

4. 在治疗过程中，遇到紧急情况需快速停止出光时，可按下治疗机的紧急激光终止按钮。

四、设备维护与保养

1. 治疗机由专业人员进行检查，每年不少于 1 次。

2. 激光器由精密光学元件组成，设备长时间不使用时，激光器的激光输出口需旋上其自带的螺帽以保护激光器内部不进入灰尘、水汽、污染物，因此要求设备的安装场所必须清洁、干燥、无尘，环境温度保持在 4～40℃。

3. 光纤的耦合效率和端面状况对激光的输出有非常大的影响。因此每次使用前要对光纤端面进行检查、清理或修整。光纤使用过程中，应尽量避免极度弯折而导致光纤损坏。当设备使用完毕，光纤耦合系统从治疗机耦合头取下时，应及时戴上其自带的防尘胶套。

4. 定期查看设备内部是否泄漏，冷却风扇是否工作正常。

5. 每半年进行一次钬激光主机的彻底维护与保养。

（胡士宁　沈正礼）

第二十一节　快速压力蒸汽灭菌器操作

快速压力蒸汽灭菌器属于小型压力灭菌器的一种，通过减少蒸汽通透时间，使用达到灭菌的最小参数，从而实现物品快速灭菌效果，主要用于应急物品的灭菌处理。灭菌器可分下排气、预真空和正压排气三种。快速压力蒸汽灭菌器采用正压脉冲置换法将空气从卡式盒内彻底排出。按开始键后，蒸汽发生器加热至特定温度，泵入定量蒸馏水，转化成蒸汽。然后蒸汽便自动的注入装有待灭菌器械的卡式盒内，形成蒸汽墙。随着蒸汽有序的注入，卡式盒内的空气被不断地排除到废水瓶内。快速灭菌器由于无干燥程序，缺乏结果监测和记录，裸露运送存在二次污染等问题，不能作为手术器械常规灭菌的首选（图7-21-1）。

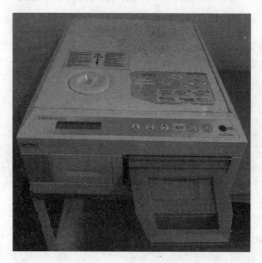

图7-21-1　快速压力蒸汽灭菌器

一、操作目的及应用范围

快速压力蒸汽灭菌器适用于各种手术器械及硬性窥镜快速灭菌，提高工作效率，优化医院和科室的时间管理，减少器械投资。所有能灭菌器械的前提是能够承受134℃、320kPa的器械，有内腔的器械则长度不超过1.2m，内径不小于2mm。

二、操作步骤

1. 操作准备

（1）着装整洁规范，符合手术室要求，洗手戴口罩。

（2）用物准备　快速压力蒸汽灭菌器、卡式盒、蒸馏水、灭菌指示卡。

2. 操作方法

（1）打开电源，机器自检。检查水箱水位，按需要添加蒸馏水。

（2）取出卡式盒，一只手握住卡式盒的手柄向外平拉，当卡式盒的提手完全暴露时，抓住提手，两手协同抽出卡式盒。

（3）打开卡式盒，将其平放于台面上。双手放于手柄两侧同时稍用力打开，不可上下硬掰手柄前端。

（4）放入待灭菌物品及指示卡。

（5）关闭消毒盒并送入卡仓内。一只手握住卡式盒手柄，另一只手提起卡式盒的提手，将卡式盒的后部插入卡仓内，再把提手放于盒的前部，轻轻向卡仓内推动卡式盒，直到听到"咔嗒"一声轻响，不可用力过猛。

（6）根据待灭菌物品材质选择程序模式（表7-21-1）。

表7-21-1　卡式压力蒸汽灭菌器的灭菌循环说明表

循环	非包裹	橡胶/塑料
灭菌时间	3.5min	15min
灭菌温度	134℃	121℃
总循环时间	6min	24min

（7）按"开始"键开始灭菌过程，灭菌结束后按上述方法取出卡式盒并用专用推车运送至相应手术间。

（8）卡式脱离，在不使用的时候，松开消毒盘，解开消毒盘，抓住手柄推出直到有到3/4的距离，保证内表面的干燥。

三、注意事项

1. 灭菌参数（如时间、温度）由灭菌器性质、灭菌物品材料性质（带孔、不带孔）、是否裸露而定。

2. 使用卡式盒时须轻拿轻放，将卡式盒插入机器时要慢慢推入。禁止将卡式盒放在机器上面。

3. 物品灭菌时，宜裸露并盛放于卡式盒或专用灭菌容器内，注意卡式盒内器械的摆放要求，每层放置1片化学指示卡。

4. 灭菌循环完成后要再按一次"Stop"键。

5. 灭菌后运送途中避免物品污染，4小时内使用，不可储存。

6. 工作结束后，关闭电源开关。

四、设备维护与保养

1. 蓄水箱定期清洗（每个月要排空一次水箱，否则会产生内毒素）。

2. 经常检查细菌过滤器的颜色（每6个月定期更换空气和生物过滤器）。

3. 经常注意机器下方及卡式盒承托框架内是否积水。

4. 注意排气管不可压折。

5. 密封圈的保养

（1）经常使用中性皂液护理密封圈。

（2）密封圈老化，须及时更换。安装前先将盒盖安放密封圈的槽清理干净，将密封圈涂上一层中性润滑剂，再进行安装（每6个月或每月消毒500次更换密封圈，以先达到为准）。

6. 每半年进行一次快速压力蒸汽灭菌器彻底的维护与保养。

（熊　岩　沈正礼）

第二十二节　低温等离子灭菌系统操作

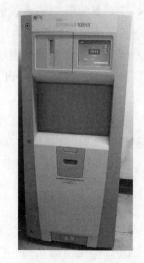

过氧化氢等离子灭菌是一种不需要蒸汽、水及特殊通风排水设施的干性低温新型高效灭菌技术。其工作原理是将过氧化氢气体扩散在整个灭菌舱中，利用电频的作用使之成为等离子态。其中具有高反应性的羟自由基攻击微生物的膜脂和DNA，破坏其新陈代谢，从而杀灭医疗器械上的微生物及芽胞，最终形成无毒的终产物——水和氧气，无任何毒性物质残留，对人和环境十分安全（图7-22-1）。

一、操作目的及应用范围

过氧化氢等离子低温灭菌器适用于不耐高温、不耐湿的电子仪器、光学仪器等诊疗器械的灭菌，包括金属制品、非耐热物品、非耐高温物品。例如，腹腔镜、电切镜、输尿管镜、鼻窦镜、关节镜等软硬式内镜及腔镜手术器械；无影灯柄、电钻、电锯、电池、超声刀头及手柄、内镜器械、除颤仪导线及片等以及显微外科手术器械均可适用。

图7-22-1　过氧化氢等离子低温灭菌器

二、操作步骤

1. 操作准备

（1）着装整洁规范，符合手术室要求，洗手戴口罩。

（2）用物准备　低温等离子灭菌器、Tyvek灭菌袋、带灭菌物品。

（3）操作人员应熟悉掌握灭菌器的操作。

（4）灭菌器处于备用状态　蓝色的触摸屏幕显示开始执行状态。

（5）环境温湿度符合设备工作要求　温度 18～35℃，相对湿度 10%～85%。

2. 操作方法

（1）任意点击蓝色触摸屏幕即进入登录界面。

（2）输入操作者信息及密码，两者均为小写字母"s"或"o"，按"Enter"键确认。

（3）使用脚触开关或点击屏幕"开门"按钮打开舱门。

（4）按装载要求装载待灭菌物品（根据国家规范要求每天至少进行一次生物监测，建议每天第一锅将 BI 试剂随物品一起进行灭菌）。

（5）使用脚触开关或点击屏幕"关门"按钮关闭舱门。

（6）根据灭菌物品选择灭菌模式（标准循环/Flex 循环）并点击"开始循环"键启动灭菌循环。

（7）如果屏幕显示黄色提示框"请更换新的卡匣"，根据提示和卡匣使用要求完成灭菌剂卡匣的插入。

（8）判断确认屏幕提示信息：绿色屏幕闪现"循环已成功完成"，点击"完成"键确认，设备自动开门并打印灭菌物理监测结果，确认打印信息"Process Complete"循环完成字样。

（9）取出检查各灭菌物品并检查灭菌包化学指示变色情况，打印失效日期，确定器械搁架回归原位，点击"关闭舱门"键关闭舱门。

（10）消毒物品按要求归位，按要求完成生物试剂培养操作流程。

三、注意事项

1. 待灭菌物品的注意事项

（1）待灭菌物品彻底拆卸后清洗干净，保持干燥，必须重视干燥环节。

（2）物品种类　禁止消毒纸类、布类、油类、粉剂、木制品。

（3）物品的包装　一次性医用复合包装材料（Tyvek 灭菌袋）、一次性医用无纺布。

（4）灭菌程序选择　标准循环（47 分）：金属器械管道：直径 0.7mm×长度 500mm；聚乙烯等普通医用管道：直径 1mm×长度 1000mm；Flex 循环（42分）：一次循环可以灭菌特氟龙单通道软镜 1 或 2 套；软镜管道：直径 1mm×长度 850mm。

2. 卡匣注意事项

（1）使用安全有效的卡匣　在有效期范围内使用，使用中的卡匣有效期10 天。

（2）正确置入卡匣　设备提示时方可置入；方向：条形码标签向屏幕；定位：插到底待设备正常吸纳。

（3）卡匣收集箱　自动收集，收集满 2 片时提示清空更换，收集箱放置注意方向，请戴手套清空废弃卡匣。

3. 装载物品注意事项

（1）不建议器械不打包置入设备灭菌，装载物和电极网之前至少预留 25mm 的空间，金属物品不能直接碰触灭菌舱电极网。

（2）注意物品放置时勿超出器械架范围，物品勿碰触舱门及舱底部，勿遮挡过氧化氢监测灯通道。

（3）Tyvek 灭菌袋注意统一方向装载，可平放、侧放；物品不能堆积放置，器械盒平置于灭菌架上，不叠加器械盒。

（4）无最小装载量限制，但最大装载容量以小于 80% 为宜。

四、设备维护与保养

1. 灭菌器外表面可使用清水、中性清洁剂进行清洁擦拭保洁。

2. 灭菌舱内一般情况下不需要特别进行清洁，请保持关门状态及无遗留物品。

3. 如有需要请使用清水或中性清洁剂进行擦拭，不能使用酒精或其他高强度消毒剂进行灭菌设备的清洁，不能使用研磨剂或粗糙的清洁工具。

4. 灭菌器请保持过氧化氢监测探头处清洁无污渍，如需清洁玻璃片，请使用镜头专用清洁纸进行擦拭。

5. 每半年进行一次低温等离子灭菌器的彻底维护与保养。

（李栋明　沈正礼　赵　洁）

参考文献

[1] 魏革, 刘苏君. 手术室护理学 [M]. 第三版. 北京: 人民军医出版社, 2014.

[2] 谢庆, 康卫平. 手术室护理学 [M]. 第二版. 北京: 人民军医出版社 2012.

[3] Barford JM, Anson K, Hu Y, et al. A model of catheter – associated urinary tract infection initiated by bacterial contamination of the cathetertip [J]. BJU Int, 2008, 102 (1): 67 – 74.

[4] 何丽, 李丽霞, 李冉. 手术体位安置及铺巾标准流程 [M]. 北京: 人民军医出版社, 2014.

[5] 孙育红. 手术室护理操作指南 [M]. 北京: 人民军医出版社, 2013.

[6] 何丽, 高建萍, 董薪. 手术室医疗设备规范化管理及操作 [M]. 北京: 人民军医出版社, 2014.

[7] 张杰, 汪晓玲. 腔镜手术室护理实用技术手册 [M]. 武汉: 湖北科学技术出版社, 2013.

[8] 刘秋秋. 图解手术部标准工作流程修订版 [M]. 长沙: 湖南科学技术出版社, 2012.

[9] 曲华. 手术室护士手册 [M]. 北京: 人民卫生出版社, 2011.

[10] 郭莉. 手术室护理实践指南4版 [M]. 北京: 人民卫生出版社, 2017.

[11] 谭永琼, 廖安鹊, 叶辉. 图解普外科手术配合 [M]. 北京: 科学出版社, 2015.

[12] 高兴莲, 田莳. 手术室专科护士培训与考核 [M]. 北京: 人民军医出版社, 2014.

[13] 杨泳茹. 小儿手术室工作手册 [M]. 武汉: 武汉大学出版社, 2011.

[14] 朱丹, 黄俊华. 手术室护理学 [M]. 北京: 人民卫生出版社, 2008.

[15] 蔡威, 孙宁, 魏光辉. 小儿外科学 [M]. 北京: 人民卫生出版社, 2014.

[16] 赵体玉, 盛芳. 腔镜手术护理学 [M]. 北京: 人民军医出版社, 2015.

[17] 曹敏, 王炬. 手术室腔镜使用与手术护理配合 [M]. 北京: 人民军医出版社, 2015.

[18] 董子迎, 李俊, 吕大伦, 杨仁刚. 现代临床烧伤治疗和整形 [M]. 西安: 西安交通大学出版社, 2016.

[19] 蔡威, 孙宁, 魏光辉. 小儿外科学 [M]. 北京: 人民卫生出版社, 2014.

[20] 张金哲. 张金哲小儿外科学 (上下分册) [M]. 北京: 人民卫生出版社, 2013.

[21] 李胜云. 手术室护理技术操作规范 [M]. 郑州: 郑州大学出版社, 2013.

[22] 龚仁蓉, 黄智慧, 陈芳. 图解心血管外科 [M]. 北京: 科学出版社, 2015.